Verlag für Systemische Forschung
im Carl-Auer Verlag

Dirk Revenstorf / Matthias Ohler
Frauke Nees / Bernhard Trenkle (Hrsg.)

Ketamin und psychoaktive Substanzen in psychotherapeutischen Prozessen

2022

Der Verlag für Systemische Forschung im Internet:
www.systemische-forschung.de

Carl-Auer im Internet: www.carl-auer.de
Bitte fordern Sie unser Gesamtverzeichnis an:

Carl-Auer Verlag
Vangerowstr. 14
69115 Heidelberg

Reihengestaltung nach Entwürfen von Uwe Göbel
Printed in Germany 2022

Erste Auflage, 2022
ISBN 978-3-8497-9062-2 (Printausgabe)
ISBN 978-3-8497-9063-9 (ePub)
DOI: 10.55301/9783849790622

Bibliografische Information der Deutschen Nationalbibliothek:
Die Deutsche Nationalbibliothek verzeichnet diese Publikation
in der Deutschen Nationalbibliografie; detaillierte bibliografische
Daten sind im Internet über http://dnb.ddb.de abrufbar.

Inhalt

Ketamin und Psychotherapie – was geht?

Matthias Ohler & Dirk Revenstorf

Ein Vorwort

Im Oktober 2021 fand eine Online-Tagung statt, die sich großer positiver Resonanz seitens der teilnehmenden Ärzt:innen und Psychtherapeut:innen erfreuen durfte: *www.ketamin-kongress.de*. Es ging um den begleitenden Einsatz von Ketamin in psychotherapeutischen Prozessen, oder umgekehrt: um die Begleitung des Einsatzes von Ketamin in psychotherapeutischer Behandlung. Ketamin als legalisierte Substanz steht hier auch als Beispiel für die Möglichkeiten, die der Einsatz psychoaktiver Substanzen, wie etwa Psilocybin, MDMA und andere bieten können.

Frauke Nees gab den Impuls, Dirk Revenstorf, Gunther Schmidt, Bernhard Trenkle und die Carl-Auer Akademie haben das Thema gern aufgegriffen, um zu helfen, es nach langem Dornröschenschlaf neu ins Bewusstsein der klinischen Praxis und Forschung bringen. Damit sollte auf die Chancen der Verwendung von Ketamin und anderer psychoaktiven Substanzen für gelingende therapeutische Prozesse aufmerksam gemacht werden. Diese Tagung sollte dazu genutzt werden, zu einem professionellen Umgang mit diesem historisch belasteten Thema beizutragen. Es wurden daher auch amerikanische Autoren eingeladen, um einen Blick auf die dort bereits verbreitete Anwendung der durch psychoaktive Substanzen unterstützten Psychotherapie zu werfen. Das Panorama wurde für diesen Band durch zwei wichtige Beiträge erweitert. Nämlich einmal durch Fritz Simons Essay über eine systemische Einordnung des Themas und zum anderen durch die medizinisch-pharmakologische Betrachtung der möglichen Nebenwirkungen von Ernil Hansen.

Erfahrene internationale Fachleute geben hier Einblick in ihre Praxis und in die erstaunlichen Möglichkeiten, besonders mit Begleitung durch Hypnose, und sie thematisieren auch Risiken. Vorab schaut Fritz B. Simon aus dezidiert systemtheoretischer Perspektive auf diese Entwicklung. Wie ist sie aus systemischer Sicht zu verorten? Und warum ist es so nützlich, zwischen Psyche, Organismus und Kommunikationssystemen zu unterscheiden, wenn man die Wirkung psychedelischer Substanzen verstehen und gute Professionalisierung und begleitende Forschung sichern will?

Die Meinungen über die Verwendung solcher Substanzen in der Therapie sind geteilt. Umso wichtiger ist es, zu informieren, um für einen gepflegten Diskurs und Erfahrungsaustausch die nötige Basis zu haben. Wir freuen uns, dass es die Tagung gab, und noch mehr, dass es dieses Buch jetzt gibt. Und wir freuen uns auf weitere Entwicklungen, Erfahrungsaustausch, verantwortliche Praxis und solide Forschung. Wir hoffen, mit diesem Band mit einer Türöffner-Funktion zu einer breiteren Diskussion über psychoaktive Substanzen in der psychotherapeutischen Landschaft beizutragen, so wie die psychoaktiven Substanzen eine katalytische Funktion im therapeutischen Prozess haben.

„Die Forschung der letzten zehn Jahre zur erfolgreichen klinischen Anwendung von psychoaktiven Substanzen hat die Diskussion um eine neue Therapieform angestoßen. Sie nutzt pharmakologische Substanzen nicht im üblichen Sinne als Medikation, sondern es wird damit durch wenige Anwendungen eine Art Türöffner-Funktion erfüllt, um therapeutische Veränderungen zu bewirken. In diesem Zusammenhang ist Ketamin von besonderem Interesse, da es sich um eine legale Substanz handelt, die in der Anästhesie verwendet wird und ohne weiteres in der psychotherapeutischen Praxis genutzt werden kann."

Dirk Revenstorf

Einige systemtheoretische Aspekte der Nutzung bewusstseinserweiternder Drogen in der Psychotherapie

Fritz B. Simon

Betrachtet man die Entwicklung des psychiatrisch-psychotherapeutischen Feldes der letzten 70 Jahre (seit die ersten Psychopharmaka auf den Markt kamen), so zeigt sich eine Spaltung zwischen – um es idealtypisch zuzuspitzen – Biopsychiatrie und Psychotherapie. Ihr zugrunde liegen teilweise ideologische, zumindest aber theoretische Differenzen. Beide Fraktionen (die natürlich nicht so klar gegeneinander abgegrenzt sind, wie es dieser Begriff suggeriert) konstruieren unterschiedliche Hypothesen (= Erklärungen) für die Entstehung psychischer Dynamiken im Allgemeinen, von „Problemen“, „Störungen“, „Krankheiten“ (wie immer diese jeweils definiert sein mögen) im Speziellen. Wie immer sie es nennen mögen, in jedem Fall aber folgen sie unterschiedlichen Hypothesen darüber, welche Prozesse zu ihrer Lösung (ob ihnen nun ein Krankheitswert zugeschrieben wird oder nicht) beitragen: Die biologische Psychiatrie sucht Heilungs-/Lösungsprozesse durch die Intervention in den Organismus des Klienten, die Psychotherapie in die Kommunikation.

Dieser, hier nur oberflächlich skizzierte, Kontext bestimmt auch die fachliche Diskussion, ob und wie bewusstseinserweiternde Drogen in der Therapie verwendet werden können oder sollten. Auf der einen Seite gibt es klinische Erfahrungen in der Arbeit, z. B. mit Ketamin, die vielversprechend sind, auf der anderen Seite gibt es prinzipielle ethische und moralische, aber auch theoretische wie klinische Bedenken (siehe die Beiträge in diesem Band).

An dieser Stelle können eventuell einige Aspekte der neueren Systemtheorie zur konzeptuellen Klärung beitragen (Maturana 1982, Maturana u. Varela 1984, Luhmann 1984, v. Foerster 1985, Spencer-Brown 1969). Sie können hier selbstverständlich nur kurz skizziert werden, doch im besten Fall überbrücken sie ideologische und/oder theoretische Gräben, die praktische Konsequenzen haben ...

Die Prämissen: Der „ganze“ Mensch ist in seiner Ganzheit nicht zu erfassen, da er nicht in dieser Ganzheit beobachtet werden, ja, nicht einmal theoretisch erfasst werden kann. Denn es handelt sich um unterschiedliche Phänomenbereiche, mit denen der Beobachter konfrontiert ist, wenn er mit einem Menschen (der er auch selbst sein kann) zu tun hat: der Organismus ist durch materielle, biochemisch-physiologische Prozesse bestimmt, die Psyche wird durch ideelle Dynamiken (Wahrnehmen, Fühlen, Denken, Zuschreibung von Bedeutung etc.) definiert, und soziale Systeme sind Kommunikationssysteme, die – wie die Psyche – Sinn prozessieren.

Was alle drei Typen von Systemen miteinander verbindet, ist (und hier kommt die neuere Systemtheorie ins Spiel), dass sie *autonom* und *strukturdeterminiert* funktionieren. Das soll heißen: Sie *erschaffen* und *erhalten* sich als gegenüber ihren *Umwelten* abgegrenzte *Einheiten* selbst, d.h. sie kreieren eine Innen-außen-Unterscheidung, und das tun sie allein durch ihre internen Prozesse („Autopoiese", Maturana 1982). Ihr individuelles Funktionieren ist jeweils von ihren inneren, im Laufe ihrer individuellen Geschichte geformten, Strukturen bestimmt („Strukturdeterminiertheit", Maturana 1982). Konkret heißt das bezogen auf die genannten drei Typen von Systemen: Der Organismus eines Individuums bildet durch seine physischen Prozesse seine eigenen Strukturen und er erhält sie auch so; er grenzt sich aktiv als Einheit gegen den Rest der Welt ab. Er grenzt sich auch – und das ist das Radikale an dem Ansatz – gegen die Psyche des jeweiligen Individuums ab. Analoges kann für die Psyche eines Individuums gesagt werden: Seine Psyche grenzt sich durch ihre eigenen Prozesse vom Rest der Welt ab, und der physische Organismus wird nie Teil der Psyche, d.h. die Psyche eines Menschen enthält keine biochemischen Bestandteile; aber genauso wenig wird die Psyche je Teil des physischen Organismus, d. h. er enthält keine Gedanken oder Gefühle. Organismus und Psyche sind klar gegeneinander abgegrenzte Phänomene und Phänomenbereiche.

Nach dieser Konzeptualisierung sind Organismus, Psyche und soziale Systeme jeweils klar gegeneinander abgegrenzte *autopoietische* Systeme, die füreinander jeweils als Umwelten fungieren: Der Organismus des Individuums fungiert als Umwelt seiner Psyche wie auch als Umwelt des jeweiligen sozialen Systems, in dem es lebt (also z. B. seiner Familie, einer Organisation); die Psyche eines Menschen ist demnach Umwelt seines Organismus wie des jeweiligen sozialen Systems; und das soziale System ist Umwelt von Psyche wie auch Organismus. Diese Konzeptualisierung widerspricht dem Alltagsdenken der meisten Menschen, hat aber den großen Vorteil, dass sie in der Lage ist, die Komplexität radikal zu reduzieren, ohne dabei den Zugang zur Komplexität der Systeme zu verbauen, so dass für die Praxis relevante Hypothesen über die Wechselbeziehungen der drei Systeme entwickelt werden können.

Um ein einfaches Beispiel zu geben, das diesen Aspekt zu veranschaulichen vermag: Eine große Organisation mit Hunderttausenden von Mitarbeitern wie die Deutsche Post ist in ihrer Struktur nicht durch die Psyche der Mitarbeiter definiert. Die Psyche des einzelnen Briefträgers mag zwar dafür verantwortlich sein, dass an einem bestimmten Tag die Briefe nicht ausgetragen werden, aber sie ist nicht dafür verantwortlich, dass überhaupt Briefe ausgetragen werden. Natürlich braucht solch eine Organisation Mitarbeiter (ihre Organismen und psychischen Systeme), die über die individuelle Kompetenz verfügen, die in ihrem Job nötigen Tätigkeiten zu leisten. Aber darüber hinaus ist die „private" Psychodynamik des Mitarbeiters nicht für das Erklären der Organisation von Belang. Solange genügend Leute „mitspielen" findet diese Organisation statt. Wer Mitglied des Systems bleiben will, muss sein Verhalten an den für die Organisation charakteristischen Spielregeln der Interaktion und Kommunikation orientieren. Er muss sich ihnen anpassen. Andernfalls wird er den dafür gegebenen Regeln entsprechend aus der Kommunikation zeitweise oder dauerhaft ausgegrenzt (gekündigt, krankgeschrieben, in Pension geschickt o. Ä.). In Paarbeziehungen oder Familien und teilweise auch in Teams ist es umgekehrt: Dort passen sich die Spielregeln der Interaktion und Kommunikation den psychischen und auch den körperlichen Strukturen und Zuständen der Mitglieder an. Wenn ein Kind geboren wird, dann ändern sich z. B. die Spielregeln einer Familie radikal, um den Bedürfnissen des Neugeborenen gerecht werden zu können. Die grundlegende Frage ist also: Welches System passt sich dem anderen mehr an? Anpassung heißt aber nicht, dass die jeweilige Autonomie und Innensteuerung (Strukturdeterminiertheit) aufgegeben würde.

Diese drei Systeme – Organismus, Psyche, soziales System – sind zwar in ihrem Funktionieren autonom – d. h. innengesteuert, denn es gibt keine geradlinigen Ursache-Wirkungs-Beziehungen zwischen Ereignissen in der jeweiligen Umwelt und der Reaktion des Systems –, aber sie sind nicht unabhängig voneinander. Denn sie sind miteinander zu System-Umwelt-Einheiten „gekoppelt" und in Interaktion miteinander; sie bestimmen damit gegenseitig die Bedingungen, unter denen ihr autonomes Verhalten sich entfalten kann. „Kopplung" bedeutet, dass diese Systeme miteinander eine *Ko-Evolution* durchlaufen, bei der sie sich gegenseitig „irritieren". Sie sind zwar jeweils durch ihre internen Strukturen determiniert, doch sie reagieren auf Störungen oder Anregungen (= Irritationen) durch ihre Umwelten.

Die Psyche eines Individuums ist mit seinem Organismus „fest gekoppelt", mit dem jeweils aktuellen sozialen System ist es nur „lose gekoppelt",

d. h. das soziale Umfeld kann im Prinzip gewechselt werden, auch wenn das individuell unterschiedlich schwerfallen oder auch attraktiv sein kann.

Das alles klingt sehr abstrakt, ist aber relativ simpel und sehr praktisch. Dazu ein einfaches Beispiel: Wer als „ganzer Mensch“ auf der Straße steht und von einem Passanten angerempelt wird (eine Irritation), reagiert körperlich aufgrund der senso-motorischen Muster/Strukturen, die sich im Laufe seines Lebens geformt haben, und versucht automatisch (strukturdeterminiert) sein Gleichgewicht zu bewahren, indem er reflexhaft eine Bewegung macht, die das Rempeln ausgleicht. Im besten Fall findet er sein Gleichgewicht wieder, im schlechtesten fällt er trotzdem hin. Doch die Interaktion mit dem Rempler (ein soziales Ereignis) irritiert auch die Psyche. Je nachdem, wie sie das Anrempeln erklärt, reagiert die angerempelte Person: Sie schimpft, wenn sie es für Rüpelei hält, hat Mitleid mit dem Rempler, wenn sie seine Blindenbinde sieht, usw.

Noch ein Aspekt, der theoretisch für unsere Fragestellung von Bedeutung ist: Als psychisches System ist in dieser Konzeptualisierung ausschließlich das *Bewusstsein* definiert, und soziale Systeme sind als Kommunikationssysteme definiert (vgl. Luhmann 1984). Das bedeutet zum einen, dass soziale Systeme nicht aus ganzen Menschen als Elementen bestehen (was schon aufgrund der Komplexität ihrer individuellen psychischen Systeme die Komplexität explodieren ließe), sondern aus einzelnen Kommunikationen bzw. Mustern der Kommunikation oder auch deren Spielregeln. Und zum anderen bedeutet dies, dass unbewusste Prozesse nicht in der Psyche verortet sein können, wenn psychische Systeme als Bewusstseinssystem konzeptualisiert sind. Es bedeutet nicht, dass unbewusste Prozesse geleugnet würden, sondern dass ihre Genese in einem der mit dem Bewusstsein gekoppelten Systeme verortet wird. Das individuelle Unbewusste ist demnach in biologischen Strukturen (z. B. des Gehirns, aber sicher nicht nur des Gehirns), die sich im Laufe der individuellen Geschichte geformt haben, zu verorten; das kollektive Unbewusste im sozialen System (z. B. in Strukturen der jeweiligen Sprache und Kultur, den aktuellen sozioökonomischen Verhältnissen usw.) (vgl. Simon 2018).

Um das Modell ein wenig zu konkretisieren: Die Kopplung zwischen einer individuellen Psyche und einem individuellen Körper ist *fest*, das heißt, beide bilden füreinander Umwelten, die sie nicht loswerden. Allerdings können sie, da sie sich gegenseitig irritieren, versuchen, sich zu beeinflussen. So wird eine Person, die aufgrund der eigenen körperlichen Beschaffenheit einen Leidensdruck entwickelt, entweder versuchen, den Körper zu verändern (z. B. Schönheitsoperation, Hungern, Schminken usw.) oder aber – qua

Selbstreflexion, z. B. initiiert durch einen Kommunikationsprozess – das eigene Bewusstsein zu verändern (Body Positivity, Psychotherapie, Coaching usw.).

Bezogen auf das Feld der Psychiatrie/Psychotherapie kann festgestellt werden, dass alle, die dort professionell tätig sind, vor einem gemeinsamen Problem stehen: Man kann eine fremde Psyche von außen nicht beobachten. Was aber noch gravierender ist: Man kann auch von außen nicht *direkt* in eine fremde (autonome, strukturdeterminierte) Psyche intervenieren. Das können weder Biopsychiater noch Psychotherapeuten, welcher Schule sie sich auch immer zurechnen mögen. Man muss immer „über die Bande" spielen. Was man als Therapeut praktisch tun kann, ist lediglich in eine der Umwelten eines psychischen Systems zu intervenieren: in den Organismus oder in das soziale System. Mit anderen Worten: Biopsychiater versuchen die körperliche Umwelt eines psychischen Systems zu verändern, indem sie Psychopharmaka verordnen, Elektroschocks verabreichen (euphemistisch Elektrokrampftherapie genannt), früher Insulin- oder Fieberkuren durchführten usw., um so auf das Gehirn, die Synapsen, postsynaptische Potentiale, Transmitter oder irgendwelche andere vermeintliche oder tatsächliche Orte des Organismus einzuwirken. Ihre Hoffnung dabei ist, dass sich dadurch die Dynamik des psychischen Systems ihrer Klienten in einer positiv bewerteten Weise verändert.

Die Kopplung des Individuums mit dem aktuellen sozialen System, an dem es im Alltag teilnimmt (Familie, Organisation, Freundschaft etc.), ist *lose*, d. h. es kann gewechselt werden. Darin liegt die Chance, seine Lebensbedingungen zu ändern, und es eröffnet auch die Möglichkeiten der Psychotherapie, d. h. die Kreation eines sozialen Systems, an das gekoppelt das psychische System eines Klienten einen Wandel erfährt. Psychotherapeuten gestalten im optimalen Fall solch ein spezifisches soziales System (die Kommunikation mit dem Klienten oder einem Klientensystem), von dessen Dynamik sie eine Veränderung des sich daran koppelnden psychischen Systems ihres Klienten in einer positiv bewerteten Weise erhoffen (z. B. korrigierende Erfahrungen, die Änderung familiärer Spielregen usw.).

Was heißt das nun für die Anwendung bewusstseinserweiternder Drogen in der Psychotherapie? Wie deren Name beschreibt, besteht ihre Wirkung darin, körperliche Veränderungen auszulösen, welche die Grenzen des Bewusstseins – und damit, systemtheoretisch betrachtet, der Psyche – erweitern.

Um dies einordnen zu können, ein Blick auf die Entwicklung psychischer Strukturen. Wenn ein neugeborener menschlicher Organismus zum Teilnehmer eines Kommunikationssystems (z. B. einer Familie) wird, entwickeln sich *selbstorganisiert* seine psychischen Strukturen. Es ist ein Prozess, der evolutionären Regeln folgt, d.h. dem Dreischritt von Variation, Selektion und Retention. Aus der Menge der Wahrnehmungen erfolgt eine Selektion aufgrund interner Relevanzkriterien (z. B. Bedürfnisbefriedigung usw.), die mit einer Selektion des eigenen Verhaltens gekoppelt wird (Bildung sensomotorischer Muster, Assoziationsnetze, Strukturen des Denkens und Fühlens, Verhaltensmuster usw.). Wenn sich Erfahrungen wiederholen, so werden diese Strukturen bestätigt (Retention). Auf diese Weise werden im Laufe der individuellen Geschichte – körperlich fixiert – dem Bewusstsein selbstorganisiert Strukturen, Prozessmuster, Erfahrungsmöglichkeiten und Grenzen der Erfahrung verpasst.

Beispielhaft für dieses Selektionsprinzip ist das Gehirn: Zu Beginn der individuellen Entwicklung sind die Möglichkeiten der Netzwerkbildung zwischen Neuronen nahezu unbegrenzt: Mit der zunehmenden Erfahrung (Lernen) werden diese Möglichkeiten aber reduziert, d. h. bestimmte Netzwerkverbindungen werden verstärkt, während andere mangels Aktivierung verkümmern. Mit anderen Worten: Das Lernen eines Systems nimmt ihm vielfältige Möglichkeiten der alternativen Strukturbildung. Das gilt aber nicht nur für das Gehirn, sondern für selbstorganisierte Systeme generell.

Gesteuert wird dieser Selektionsprozess in Bezug auf das Bewusstsein wie auch den Organismus (insbesondere des Gehirns) durch die *Fokussierung der Aufmerksamkeit* in der Kommunikation.

Worauf die Aufmerksamkeit in der Kommunikation *nicht* fokussiert wird, tritt nicht ins Bewusstsein. Dies ist das Selektionsprinzip. Konsequenz: Worauf die Aufmerksamkeit nicht fokussiert wird, existiert auch nicht für das Bewusstsein.

Doch, was außerhalb dieses Fokus der Aufmerksamkeit in der Kommunikation geschieht, ist rein physiologisch zu einem großen Teil der Wahrnehmung zugänglich, auch wenn es nicht bewusst wird. Die Selektionskriterien und -schwellen des Organismus sind andere als die des Bewusstseins. Diese nicht ins Bewusstsein tretenden Ereignisse und Prozesse (Irritationen des Organismus) finden ihren Niederschlag in unbewussten (d. h. körperlichen) Strukturen und Prozessmustern. Das bedeutet, dass all dies in die Strukturbildung, das Knüpfen von organischen Assoziationsnetzen, physiologischen Reaktionsmustern etc. eingeht, und damit dann als *relevante Umwelt* des Bewusstseins dessen Funktion *irritiert*.

An dieser Stelle muss betont werden, dass der Irritationsbegriff der neueren Systemtheorie, abweichend vom umgangssprachlichen Gebrauch, neutral in der Bewertung ist. Eine Irritation kann positiv bewertet werden, etwa als Anregung und Kreativität fördernd, aber auch als Störung, die das Gleichgewicht des Systems in Frage stellt. Es gibt keine absolute und kontextunabhängige Bewertung von Irritationen bzw. ihrer Wirkungen.

Bewusstseinserweiternde Drogen verschieben, so die Hypothese (um zum Thema zurückzukommen), die Grenze zwischen bewussten und unbewussten Strukturen. Sie eröffnen einen Zugang zu bis dahin unbewussten Strukturen und Assoziationen, indem sie den *Fokus der Aufmerksamkeit* auf im Prinzip bewusstseinsfähige, aber im Alltag aus dem Bewusstsein ausgeschlossene Strukturen richten. Analoges ist unter sensorischer Deprivation und auch im Traum zu beobachten: Der Mangel an Irritationen durch die physische und/oder soziale Umwelt führt zur Verschiebung der individuellen Aufmerksamkeit auf Inhalte, die im Wachbewusstsein den erlebten, sozialen Selektionsprinzipien folgend, ausgegrenzt sind. Ob dies jeweils positive oder negative Wirkungen auf denjenigen hat, der dies erlebt, ist nicht generell zu bewerten.

Zur Anwendung in der Therapie ist zunächst festzustellen, dass in jeder Form von Heilbehandlung, in der es zur Interaktion Therapeut/Klient kommt, unvermeidlich ein soziales System (=Kommunikationssystem) kreiert wird. Also ist auf dessen Gestaltung zu achten und zu reflektieren, welche Suggestionen, Beziehungsangebote, Rollenzuschreibungen, Wirklichkeitskonstruktionen, Kausalitätsmodelle usw. implizit vermittelt werden.

Entscheidend erscheint aus einer systemtheoretischen Perspektive, dass bei jeder Intervention alle drei miteinander gekoppelten Systeme betroffen sind. Daher ist die Art der Kopplung zwischen ihnen zu reflektieren. Das betrifft zunächst einmal die körperlichen wie auch psychischen Risiken, die mit der Gabe bewusstseinserweiternder Drogen verbunden sind, und sie genau abzuwägen und im Blick zu behalten. Auf der anderen Seite wäre es mehr als nur eine verpasste Chance, lediglich körperlich zu intervenieren, und nicht auch die Entstehung eines sozialen Systems wahrscheinlicher zu machen, das erfahrungsgemäß eine positive therapeutische Wirkung hat. Da die *Fokussierung der Aufmerksamkeit* in der Kommunikation generell (!) das zentrale Steuerungsinstrument und daher auch für die Entwicklung psychischer Strukturen von zentraler Bedeutung ist, *erscheint es geradezu fahrlässig, einen Prozess, in dem es zeitweise zu einer Bewusstseinserweiterung eines Menschen kommt, nicht zu begleiten. Denn wenn solch ein Prozess begleitet wird, lässt sich die Aufmerksamkeit lösungsorientiert fokussieren. Andernfalls besteht das Risiko, dass der Klient seine neue Erfahrung in alte*

Deutungsschemata einordnet, weil er die gewohnte Fokussierung seiner Aufmerksamkeit beibehält.

Heilmethoden sind seit Jahrhunderten, wahrscheinlich seit Jahrtausenden, auf jeden Fall aber lange bevor es Wissenschaften in unserem heutigen Verständnis gab, aufgrund praktischer Erfahrungen entwickelt und tradiert worden. In den indigenen Kulturen Amerikas waren es der Gebrauch von Peyote und Meskalin, die in Heilrituale integriert waren. Und bewusstseinserweiternde Drogen wurden genutzt, weil sie positiv bewertete Wirkungen erzielten. Das war die Erfahrung, und was funktionierte, wurde beibehalten. Solch ein Selektionsprinzip von Heilmethoden gilt im Prinzip auch heute noch: Innovation resultiert zwar nicht immer, aber oft aus der praktischen Erfahrung. Aber heute muss sie sich wissenschaftlich überprüfen lassen, um zu einer anerkannten Methode werden zu können. Doch das ist der zweite Schritt. Der erste ist das Riskieren alternativer Praktiken, wenn es Hinweise gibt, dass sie von Nutzen sein könnten.

Doch die gesellschaftlichen Selektionsprinzipien verhindern gelegentlich auch Innovation. So wurde in den Nach-1968er-Jahren schon an einigen (deutschen und anderen) Universitätskliniken mit der Gabe von LSD und anderen Psychedelika in der Psychotherapie experimentiert (bekannt geworden z. B. als „Psycholyse"). Aber die Tatsache, dass sie zum Teil der Hippiekultur und Drogenszene wurden, verhinderte ihre systematische Untersuchung (zumindest erscheint dies als plausible Hypothese). Diese Zeiten sind zwar vorbei, aber die Bedenken sind geblieben. Doch sollte es heute möglich sein, in nüchterner und ideologiefreier Weise zu überprüfen, welche therapeutischen Möglichkeiten sich mit der Nutzung bewusstseinserweiternder Drogen in der Psychotherapie eröffnen. Das vorliegende Buch soll ein Beitrag dazu sein.

Literatur

Foerster, H. von (1985): Sicht und Einsicht. Versuche zu einer operativen Erkenntnistheorie. Heidelberg (Carl-Auer) 1999.

Luhmann, N. (1984): Soziale Systeme. Grundriss einer allgemeinen Theorie. Frankfurt am Main (Suhrkamp).

Maturana, H. (1982): Erkennen: Die Organisation und Verkörperung von Wirklichkeit. Braunschweig (Vieweg), S. 272–296.

Maturana, H. u. F. Varela (1984): Der Baum der Erkenntnis. Bern (Scherz) 1987.

Simon, F. B. (2018): Formen. Zur Kopplung von Organismus, Psyche und sozialen Systemen. Heidelberg (Carl Auer).

Spencer-Brown, G. (1969): Laws of Form. London (Allen and Unwin). [dt. (1997): Gesetze der Form. Lübeck (Bohmeier).]

Ichlosigkeit durch Hypnose und Psychedelika[1]

Dirk Revenstorf

"If the doors of perception were cleansed,
every thing would appear to man as it is infinite."
(William Blake 1757–1827)

Einleitung

Der Konsum von Psychedelika, ihre zunehmende Legalisierung, die Zunahme von Verschwörungstheorien, eine erhebliche Tendenz zu Verschwörungstheoretikern unter Konsumenten, die Nähe von Psychedelika zu Psychosen und Paranoia einerseits und zur Selbstentwicklung im humanistischen Gedankengut von Buddhismus, Meditation und Yoga andererseits. Dies zusammen konvergiert zu einem Lebensgefühl, das die von der Aufklärung diktierte rational wissenschaftliche Durchdringung der Welt in Frage stellt. Als hätten die Ernüchterung über die Grenzen des Wachstums und die Abgründe der technologischen Vernunft die Hoffnung genährt, dass jenseits davon ein Bewusstsein existiert, ein Bewusstsein, das nicht darauf ausgerichtet ist, wie bisher Lebensräume in Besitz zu nehmen und sie dabei zu vernichten.

Ein Merkmal der vernunft-geleiteten Orientierung in der Welt ist die duale Beziehungsqualität, die mit der Unterscheidung von Subjekt und Objekt einher geht. Z.B. sagt man „ich reite das Pferd" und nicht „das Pferd und ich reiten" oder „das Pferd und ich werden geritten". Diese Ich-es Beziehung im Sinne von Martin Buber stabilisiert die Ichgrenzen und degradiert alles andere inclusive anderer Personen zu Gegenständen der Betrachtung und Manipulation. Damit bin ich der Welt entfremdet und von dem Teil in mir, der mit Anderen und dem Universum im Sinne von Bubers Ich-Du-Beziehung verbunden sein könnte.

Psychedelischen Substanzen heben die Dualität und die damit verbundene Entfremdung vorrübergehend auf. Spürbar wird die wiederhergestellte Verbundenheit mit anderen Menschen durch die Einnahme von sogen. *Entaktogenen* wie MDMA oder GHB und die Verbundenheit mit dem größeren Ganzen durch die Einnahme von sogen. *Entheogenen* wie DMT (Ayahuasca)

---

[1] Ich danke Niels Birbaumer für die kritische Lektüre des Manuskripts und zahlreiche wertvolle Anregungen.

oder Meskalin (Peyote, San Pedro). Auf diesem Wege löst sich das Individuum aus den gewohnten Fixierungen, kann seine Ichgrenzen vorrübergehend hinter sich lassen und den Kontakt zum großen Ganzen wieder wahrnehmen. Die Entgrenzung muss nicht unbedingt sozial förderlich (ein Freund von mir hat im Rausch den Nachbarn gebissen).

Es ist fraglich, ob man die Selbstbeschränkung auf den individualistischen Egozentrismus unserer Zeit aus eigener Kraft überwinden kann oder besser mit Hilfe der Substanzen, die die Natur zur Verfügung stellt. Vielleicht ist es ja ein Geschenk der Evolution, dass sie den Menschen Ayahuasca, Peyote und bestimmte Pilze anbietet, die psychedelische Substanzen enthalten. Als ein günstiger Zufall, göttlicher Wille oder Regulativ im Sinne einer Gajatheorie. Das würde über einen molekular-zellulären Reduktionismus in der Analyse psychoaktiver Wirkungen hinausführen und eine Erweiterung des Denkens um eine spirituelle Dimension darstellen.

Auf der anderen Seite gibt es in vielen Kulturen kontemplative Traditionen, die ebenfalls veränderte Bewusstseinszustände anstreben, um den Dualismus von Ich und Objekt hinter sich zu lassen, die aber ohne von außen zugeführte Substanzen auskommen. Viele dieser Praktiken erfordern eine lange Einübung in Gebete, Meditationen oder schamanistische Rituale, deren Mühe wenige auf sich nehmen wollen und die in der moderne Lebenswelt wenig Platz haben. Man stelle sich eine Familie mit zwei berufstätigen Eltern und drei Kindern vor und die Eltern ziehen sich täglich zwei bis drei Stunden zur Meditation zurück.

Daneben gibt es die hypnotische Trance, die leicht erlernbar ist und sowohl subjektiv eine Annäherung an nonduales Erleben ermöglicht als auch neurophysiologisch ähnliche Mechanismen mobilisiert wie psychoaktive Substanzen. Der gemeinsame Nenner ist vermutlich die Zunahme der Entropie in bestimmten Hirnstrukturen und die Auflösung und Rekonsolidierung von Konnektivitäten zwischen diesen und innerhalb dieser Strukturen. Trotz bemerkenswerter Ähnlichkeiten in der therapeutischen Indikation und in den zugrunde liegenden Wirkmechanismen, ist in der neueren Literatur der Verwandtschaft psychedelischer Substanzen und der hypnotischen Trance wenig Beachtung geschenkt worden[2] (McGeown et a. 2009, Lermercier & Terhune 2018).

[2] In den 70er Jahren viel Literatur: siehe die Serie Biofeedback and Selfregulation, Plenum Press

Das entropische Gehirn

Milton H. Erickson hat vermutet, dass hypnotische Trance einen veränderten Bewusstseinszustand darstellt, in dem vertrauten Glaubenssätze und der gewohnte Bezugsrahmen vorübergehend verlassen werden, sodass obsolete Verknüpfungen gelöst und neue gefunden werden. Er kannte die Forschung mit bildgebenden Verfahren noch nicht, formulierte aber etwas, das die Neurophysiologie stützt. Er meinte, dass bevor man sich an die Arbeit macht, das Selbstbild zu stabilisieren, das unsere gewohnten Denkmuster bestimmt, es sich in vielen Fällen lohne, diese vorrübergehend außer Kraft zu setzen, um eine Neuorientierung zu erleichtern. Auf diese Weise gelingt es u. U. eher, Patienten (bzw. Menschen generell) aus der Leidensrolle ihrer kognitiven und emotionalen Sackgassen zu befreien.

Ein frühes Experiment der kognitiven Psychologie konnte zeigen, dass die Erweiterung des kognitiven Bezugsrahmens bei der Problemlösung hilfreich ist. Ein Teil der Probanden konnte das bekannte grafische Rätsel nicht lösen, wie man vier im Quadrat angeordnete Punkte mit nur drei Linien verbindet. Man gönnte ihnen eine Pause und zeigte ihnen beiläufig, wie ein großes Buch von einem kleineren vollständig zugedeckt werden kann, indem man das kleinere flach über das aufrecht hingestellte große Buch hält. Nach dieser scheinbar belanglosen Demonstration konnten die gescheiterten Probanden die Dreistrichaufgabe lösen. Es ist, als hätte man den Lösungs-Raum durch eine zusätzliche Sinnesmodalität (konkrete Handlung) und durch größeren Kontext erweitert und so das Denken von der Einschränkung befreit, in dem von den vier Punkten vorgegeben Rahmen zu bleiben.

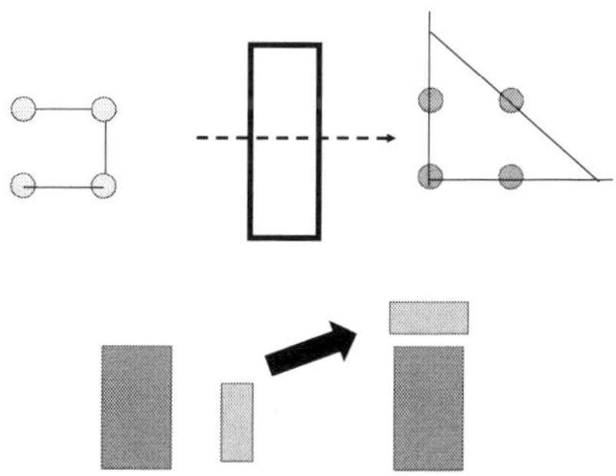

Abb. 1: Wie sich die kognitive Blockade der Dreistrich-Aufgabe über den Umweg einer Metapher bzw. Denkhilfe, wie ein größerer Block durch einen kleineren zugedeckt wird, löst

Auch Träume können festgefahrene Vorstellungen auflösen. So ging es August Kekulé (1829–1896), als er in seinem Lehnstuhl eindöste und die bis dahin gewohnte Vorstellung der linearen Anordnung der Kohlenwasserstoffe hinter sich ließ und auf die ringförmige Anordnung des Benzols kam, indem er von einer Schlange träumte, die sich in den Schwanz beißt. In manchen Fällen behindert das gewohnte Denken (hier die lineare Anordnung der Kohlenwasserstoffe) eine kreative Lösung. Doch Menschen verlassen die Gewohnheiten ungern, denn diese vermitteln Sicherheit.

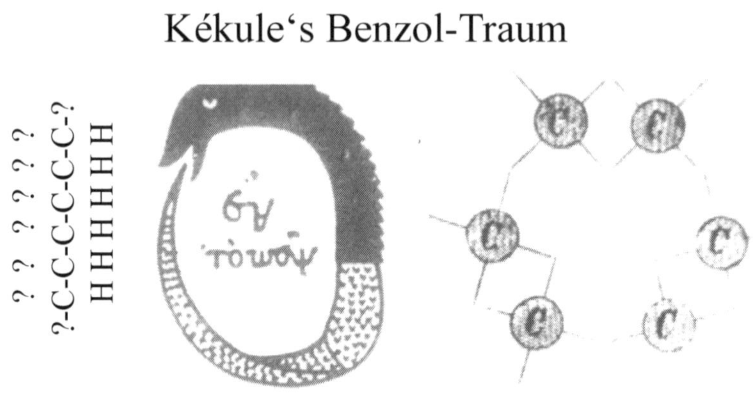

Abb. 2: Kekulés Traum von einer Schlange die sich in den Schwanz beißt, als Lösung für die Benzolformel

Der Neurowissenschaftler Robin Carhart-Harris führte 2014 den Ausdruck des *entropischen Gehirns* ein, um zu verdeutlichen, dass es sich bei unserem Gehirn um ein komplexes Organ handelt, das Entropie, d.h. die ungeordnete Menge an Informationen, die von außen wie von innen auf den Organismus einwirkt, reduziert (Carhart-Harris et al., 2014).

Die Information wird so reduziert, dass eine schnelle Orientierung möglich wird. Das wird durch eine Hierarchie von Netzwerken erreicht, die spezifische Aufgaben der Informationsverarbeitung abwickeln. Dabei gibt es zwei übergeordnete Bereiche. Das Netzwerk für die externe Orientierung umfasst u. a. Motorik, Sensorik, Aufmerksamkeit, Handlungskontrolle. Das zweite übergeordneten Netzwerke, das sogen. Default Mode Network

(DMN), die Standard-Ruheeinstellung des Gehirns (*resting state,* Anticevic et al., 2012)[3] betrifft die Innenorientierung und umfasst u. a. implizites und explizites Gedächtnis, emotionale Netzwerke und solche der Selbstreferenz.

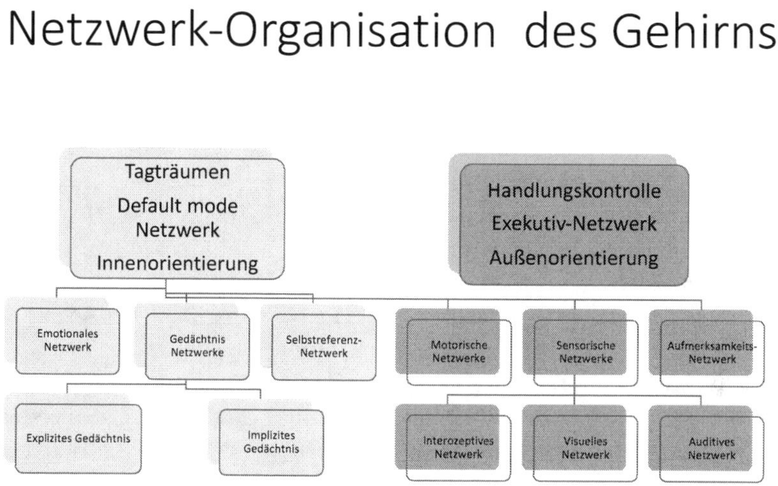

Abb. 3: Zerebrale Netzwerke der Innenorientierung und der Außenorientierung

Das DMN ist aktiv, wenn man im entspannten Zustand seinem Bewusstseinsstrom freien Lauf lässt. Es resultieren schweifende Gedanken über Hoffnungen und Tagträume und über die eigene Person. Man überdenkt die Vergangenheit und die Zukunft und phantasiert über Ideen und Projekte ohne konkrete Lösungssuche. Wenn die Gedanken hauptsächlich angstbesetzt um das eigene Ich kreisen kann das belastend wirken, wie die Ruminationen bei Depressiven und Menschen mit Zwängen deutlich machen[4]

Dagegen schweigt das DMN während der Aufgabenorientierung: keine Zeit, über sich selbst nachzusinnen. Die Außenorientierung der Netzwerke Handlungskontrolle[5] und der Aufmerksamkeit[6] ist der Gegenspieler der In-

[3] Darin sind u. a. Teile vom präfrontalen, parietalen (Prekuneus), temporalen und zingulären Kortex verbunden.
[4] Siehe auch Birbaumer & Zittlau 2016
[5] fronto-parietales Kontroll-Netzwerk (FPCN)
[6] fronto-parietal-dorsales Aufmerksamkeits-Netzwerk (DAN)

nenorientierung auf die Phantasiewelten. Entsprechend ist ein deaktiviertes DMN bei der Aufgabenorientierung mit besserer kognitiver Leistung verbunden[7]. Die Fähigkeit zur Deaktivierung des DMN ist oft ein Zeichen gesteigerter Konzentrationsfähigkeit. So findet man bei erfahrenen Meditierern eine stärkere Deaktivierung des DMN als bei Novizen (Anticevic et al., 2018)[8]. Mit anderen Worten scheint die DMN-Unterdrückung ein Mechanismus zu sein, das Gehirn von störenden Gedanken abzuhalten, die die Aufgabenorientierung beeinträchtigen würden, wie das z. B. bei schizophrenen Patienten der Fall ist (Palhano-Fontes et al. 2015).

Außer bei der Aufgabenorientierung begibt sich das DMN in bestimmten veränderten Bewusstseinszuständen (*altered states of consciousness*, *ASC*) zur Ruhe, nämlich im REM-Schlaf, bei lange eingeübter Meditation, unter Einwirkung halluzinogener Substanzen und in hypnotischer Trance (Cavena & Trimble 2006). In diesen Fällen dient die Deaktivierung des DMN der Reduktion der Ichbezogenheit und Alltagsbegrifflichkeit bei weiter bestehender Innenwendung. Dabei scheint Hemmung des Prekuneus und des präfrontalen Kortex als Teile des DMN eine wichtige Rolle zu spielen[9], die u. a. für das episodische Gedächtnis, die Bewertung sozialer Konsequenzen des eigenen Handelns und die Selbstreflexion zuständig sind, d.h. für die Alltagsvernunft und die Ich-Perspektive (Menon 2011). Wenn jemand seinen Namen hört oder liest, steigt die Durchblutung im Prekuneus (Quin u. Northoff 2011). Die Aktivität dieser Hirnregion vermittelt dem Individuum das Gefühl, Autor seiner Handlungen zu sein (*sense of agency*), sich seiner selbst, seiner Persönlichkeit und seiner äußeren Erscheinung bewusst zu sein. Er wurde daher *„the mind's eye"* (Cavanna u. Trimble 2006) genannt und ist für Introspektion bedeutsam (Rosazza u. Minati 2011)[10].

Wenn die Ichbezogenheit zu groß wird, resultiert eine gewisse *Rigidität*, die als Persönlichkeitsmerkmal wohl bekannt ist. Eine Steigerung äußert sich in *Zwängen*: Das Denken kreist um die Perfektion, damit sich das *Ich* völlig

---

[7] Die energetische Ökonomie des Gehirns besteht offenbar darin, die verfügbare „Rechenleistung" optimal zu zuteilen.

[8] Allerdings ist das DMN auch bei einigen pathologischen Zuständen wenig aktiv wie Autismus und Alzheimer (Palhano-Fontes et al. 2015). Die Aufmerksamkeitsdefizite schizophrener Patienten gehen mit mangelhafter Unterdrückung des DMN einher. Ebenfalls nicht hinreichend deaktiviert wird das DMN bei Depression, Parkinson, sozialer Angst und Intoxikation mit Canabis (THC).

[9] Der Prekuneus verbraucht im Ruhezustand 35% mehr Glucose als jede andere Gehirn-Region d. h. das Gehirn hat die höchste metabolische Rate in den selbstreflexiven Zuständen.

[10] auch für kontemplative Prozesse wie Yoga (Lou 2004)

sicher fühlen kann (und potenzielle Schuld durch Fehler abzuwehren). *Sucht* lässt ebenfalls wenig Freiheitsgrade zu, wenn die Gedanken nur noch um die Beschaffung des Suchtmittels kreisen. Und auch *Depression* ist ein Zustand eines auf zu viel Selbstreflektion eingeengten Bewusstseins, in dem das *Ich* auf die Vorstellung fixiert ist, wertlos zu sein. Immer scheint es ums besorgte *Ich* zu gehen. Eine Aufhebung der Ichbezogenheit, d. h. die vorübergehende Deaktivierung des DMN samt Prekuneus könnte eine Entlastung und größere Offenheit mit sich bringen.

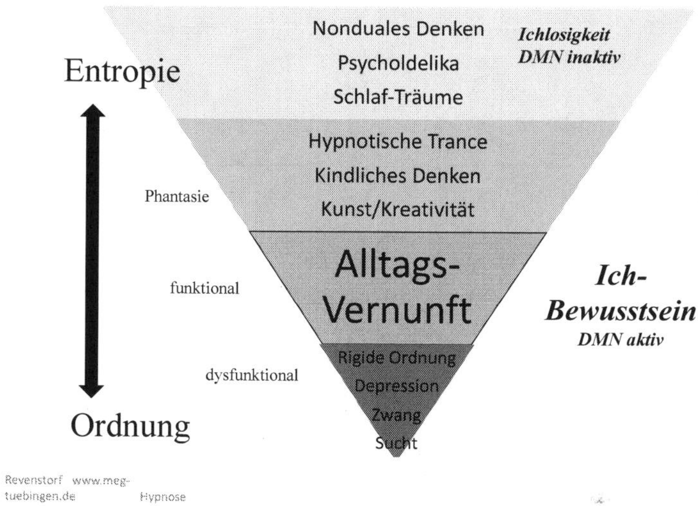

Abb. 4: Pathologische Rumination, Alltagsvernunft und veränderte Bewusstseinszustände auf der Skala zwischen den Polen Entropie und Ordnung.

Wirkung halluzinogener Substanzen

Bewusstseinszustände, ob beeinflusst durch manche Bewusstseins-erweiternden Substanzen oder Methoden wie Meditation, Sensorische Deprivation (Samadi Tank), Yoga, Gebete, Hypnose induziert, lassen sich in drei generellen Dimensionen anordnen: Erregung-Beruhigung, Euphorie-Dysphorie und Erweiterung bzw. Einengung des Bewusstseins. Die Halluzinogene zählen zu den Substanzen, die zur *Bewusstseinserweiterung* führen können. Zu den das *Bewusstsein einengenden Substanzen* zählen Opiate, Amphetamine, Alkohol und Schlafmittel (Barbiturate).

Forschungen mit bildgebenden Verfahren konnten zeigen, dass durch psychoaktive Substanzen, wie die das dem Serotonin verwandten Psilocybin (in bestimmten Pilzen wie psilocybe cubensis), Meskalin (im Peyote -Kaktus), DMT (in Ayahuasca) und das synthetische LSD das DMN deaktiviert wird und sich die Kopplung verschiedener Hirnarealen vorübergehend auflöst. Z. B. wird die Synchronisierung zwischen den sensorischen und den assoziativen Arealen, also das Zusammenwirken von Input und dessen gewohnter Integration unterbrochen und mit der Auflösung der Konnektivität zwischen verschiedenen Hirnarealen geht eine Zunahme der Entropie einher, die man in den EEG-Signalen messen kann.

Entsprechend zeigte sich z. B. für die Wirkung der psychedelische Substanzen LSD, Psilocybin und Ketamin im Vergleich zum Placebo eine Zunahme der Entropie in unterschiedlichen Bereichen des Gehirns und auch im Prekuneus (Schartner et al. 2020). D. h. es löst sich die gewohnte Ordnung im Bewusstsein auf. Es lockert sich das normale Zusammenspiel zwischen und innerhalb der einzelnen Systeme und es entsteht ein *subchaotischer Schwellenzustand*, der neue Verknüpfungen ermöglich (Beaty 2018), verbunden mit der Deaktivierung des DMN und des Ichbezogenen Denkens.

Die biochemische Basis der Veränderungen, die durch klassische Halluzinogene aber auch Ketamin bewirkt werden, kann zu erhöhter Neuroplastizität führen und auch zu Neuentstehung von Neuronenverbindungen, die unter Einfluss von LSD, Psilocybin, DMT in moderaten Dosen sowohl in vitro-Experimenten an Mäusen wie in vivo-Experimenten an Mäusen und Menschen nachgewiesen wurden (siehe Sammelreferat deVos et al. 2021). Ausgelöst wird diese neuronale Veränderung offenbar durch die vermehrte Ausschüttung einer neurotropen, körpereigenen Substanz BDNF (brain derived neurotropic factor), die das neuronale Wachstum fördert und die synaptischen Übertragungsprozesse anregt – im gesamten Gehirn und besonders im Hippocampus. Letzteres macht die spezifisch emotionalen Wirkungen der Halluzinogene plausibel.

Das durch BDNF angeregte neuronale Wachstum erklärt die überdauernden Effekte jenseits der Anwesenheit der halluzinogenen Substanz im Blut bzw. dem zerebro-spinalen Liquor. Die resultierende erhöhte synaptische Übertragung bewirkt sowohl eine Beschleunigung von Lernprozessen (im

Tierexperiment) wie den Abbau von Depression und Angst Die diesbezügliche Wirkung der Halluzinogene ist dosis-abhängig.[11]

DER KURATIVE EFFEKT DER PSYCHEDELIKA

Einige Regionen des Gehirns sorgen im Normalfall dafür, dass irrelevante Information beiseitegelassen wird, um die Entropie zu reduzieren. Das wird offenbar durch eine Verschaltung kortikaler Netzwerke mit dem Thalamus erreicht, der als Schleuse für interne und externe Reizzufuhr angesehen wird. Wird dieser kortiko-thalamische Filter durch psychoaktive Substanzen vorrübergehend außer Kraft setzt, erzeugt das mehr oder weniger ungeordnete Informationen, die das Gehirn ungefiltert fluten und so die Entropie erhöhen (Vollenweider & Preller (2020).[12]

Die Idee des Gehirns als Filter geht auf den Philosophen Henri Bergson (1859–1941) zurück, die Aldous Huxley in seinem bekannten Buch „The doors of perception" aufgreift, dessen Titel er dem Mystiker William Blake entlieh, der 1793 schieb:

> "If the doors of perception were cleansed, every thing would appear to man as it is infinite."

Wenn der Filter des Alltagsdenkens wegfällt, öffnet sich die Tür zu einem Wissen, das auch mystische und außersinnliche Erfahrungen umfasst. Dazu passt der Befund, dass nach dem klinischen Tod durch Herzstillstand außerkörperliche Erfahrungen gemacht werden, denn die Zirbeldrüse gibt in der Zeit nach dem klinischen Tod körpereigenes DMT direkt in die Hirnflüssigkeit (den zerebro-spinalen Liquor) ab, nämlich das Halluzinogen, das im Ayahuasca enthalten ist und in der Natur vielfach vorkommt.

Unter dem Einfluss psychoaktive Substanzen entsteht eine Art von mentalem Tsunami, wie es der Neurobiologe Sayan (2012) ausdrückt. Dabei hört die Ichbezogenheit auf, das Ich tritt in den Hintergrund (*ego dissolution*) und es wird dem Bewusstsein möglich, sich mit etwas außerhalb des Ichs zu verbinden. So fanden terminale Krebspatienten unter LSD-Einfluss, dass sie zwar weiterhin Schmerzen hatten, aber nicht mehr darunter litten (Metzner, 1989).

Diese Reizüberflutung durch Psychedelika hat schon manchmal die Kreativität gesteigert. Denn z. B. Meskalin (im Peyote-Kaktus) wurde seit Jahr-

---

[11] Und auch Geschlechts-spezifisch, da Östrogen mit den Effekten interagiert

[12] was ziemlich genau der subjektiven Wirkung der Halluzinogene entspricht.

hunderten von indigenen Völkern Mexikos für spirituelle Rituale verwendet. Wissenschaftler wie der *Pharmakologe Louis Lewin* (1850–1923), *Sexualmediziner Havelock Ellis* (1859–1939), *Biochemiker Alexander Shulgin* (1924–2014), *Psychologe Timothy Leary* (1920–1997), die Schriftsteller *Jack Kerouac* (1922–1969), *Allen Ginsberg* (1926–1997), *Herman Hesse* (1877–1962), *Ernst Jünger* und der Philosoph *Aldous Huxley* (1894–1963) nahmen Meskalin. Sie berichteten von bedeutenden Erkenntnissen (Stafford, 1978). Wie im Fall des Nobelpreis-Trägers *Kary Mullis*, der sagte, seine *Entdeckung der Polymerase Kettenreaktion* für die DNA-Analyse mithilfe von LSD gefunden zu haben; ebenso wird von *Francis Crick,* einem anderen Nobelpreis-Träger gesagt, dass er sich auf einem LSD-Trip befand, als er die *Doppelhelix* entdeckte.

Das durch die Psychedelika ausgelöste gedankliche Chaos stellt also offenbar keinen mentalen Defekt dar, sondern eher einen Zustand, der Neuordnung durch Fluktuation ermöglicht. Interessanterweise produzieren Spinnen perfekte geometrische Netze, wenn ihnen LSD oder Meskalin verabreicht wurde, während dies unter Einfluss von Coffein oder Canabis (THC) nicht der Fall war. Bewusstseinsveränderungen durch Psychedelika sind abhängig von Dosis wie von der spezifischen Substanz- (Shulgin & Shulgin 1997) und allgemein wird bei hinreichender Dosis bei psychedelischen Substanzen von mystischen Erfahrungen berichtet (Hintzen, 2010). Als neuro-psychopharmakologische Basis sind verschiedene Modelle vorgeschlagen worden, u. a. die körpereigene Produktion von Ketamin, vieles ist aber noch ungeklärt.

Klinische Untersuchungen in den letzten 20 Jahren konnten zeigen, dass bei Patienten mit schweren seelischen Störungen in wenigen psychotherapeutisch begleiteten Sitzungen mit Psilocybin positive Ergebnisse erzielt wurden. So bei *Zwang* (Moreno et al., 2006), *Rauchen* (Bogenschütz & Johnson, 2016), *Alkoholabusus* (Bogenschütz et. al., 2015, Rucker et al. 2016) und therapieresistenter *Depression* (Grob et al. 2011, Griffith et al. 2016, Carhart-Harris et al., 2018). Sterbende Krebspatienten konnten nach einer Sitzung mit Psilocybin gelassen sagen, „der Tod gehöre zum Leben“. Das wird plausibel, wenn man sich klar macht, dass durch die Deaktivierung des DMN unter dem Einfluss der Droge das Alltags-*Ich* zurücktritt und seinen Zugriff lockert. Denn, wenn der Patient nicht mehr sich an seinem *Ego* festhält, lösen sich negative Gedanken und Emotionen auf. Damit stellt der u. U. vom Verlust bedrohte Mensch zugleich seine Würde wieder her. Alle genannten therapeutischen Wirkungen waren stabil.

Hypnotische Trance als verändertes Bewusstsein

Ein subchaotischer Zustand durch Herabsetzung des DMN, wie er durch Einwirkung psychoaktiver Substanzen entsteht, ist auch in den REM-Träumen, in tiefer Meditation und in hypnotischer Trance gezeigt worden (Oakley, 2008; Deely et al., 2012). Aus Träumen ist das eine geläufige Erfahrung. Man findet in ihnen verwirrende Bilder, aber räumt ihnen auch kreatives Potenzial ein (siehe Kekulés Traum vom Benzolring). Das Denken verlässt den gewohnten Rahmen der Rationalität und Ichbezogenheit. Es wird nicht räsoniert: „Kann ich das? Darf ich das? Was hat das für Konsequenzen? Passt das zum dem, was ich bisher mache?“ usw. Ein Beispiel:

> Ein überaus angepasster und erfolgreicher Geschäftsmann Mitte vierzig träumt, dass er mit einem Porsche, den er gar nicht hat, mit überhöhter Geschwindigkeit von der Polizei angehalten wird und mit Vergnügen ein Strafmandat entgegennimmt. Er übertritt im Traum heiter die gewohnten Regeln und stellt fest, dass es ihm guttut, seine Angepasstheit hinter sich zu lassen.

In der hypnotischen Trance ist die Dekonstruktion von Denkmustern nicht so extrem wie in manchen wirren Träumen und daher auch besser nachvollziehbar. Ein Beispiel:

> Eine etwa 35-jährige Dame verbringt täglich Stunden mit dem iPad und möchte das reduzieren, was ihr bisher nicht gelang. In der Trance wird ihr u. a. das Märchen von Schneewittchen erzählt, was ja oberflächlich gesehen keinen Zusammenhang mit dem Thema hat. Im wachen Alltagsdenken würde sie sich vermutlich gewundert haben, warum ihr ein Märchen erzählt wird, und warum gerade dieses. Nach der Trance sagt sie jedoch, es sei ihr wie Schuppen von den Augen gefallen, denn das iPad sei ja ein Apple und Schneewittchen beißt in den vergifteten Apfel und fällt in einen Schneewittchen-Schlaf, so wie sie, wenn sie stundenlang am iPad zubringt. Aber der Rucker beim Transport im gläsernen Sarg (vergleichbar mit der Filterblase des Netzes) lässt sie erwachen. Und dann hat der Apfel ja auch eine ungiftige Seite, wie die Stiefmutter durch Hineinbeißen demonstriert. Also eine halbe Stunde täglich Apple-Diät ist verträglich.

Die hypnotische Trance ist offenbar mit einem luziden Traum und mit der Wirkung bestimmter psychoaktiver Substanzen vergleichbar. Es öffnet sich das Bewusstsein, es entsteht mehr Entropie und das Denken verlässt die Alltagsvernunft und Ich-Bezogenheit. Hypnotische Trance wurde seit Jean Martin Charcot und Sigmund Freud als ein Zustand temporär geschwächter Abwehr betrachtet, der zu Veränderungen genutzt werden kann, die sonst blockiert sind. Der hypnotische Zustand ist passager doch die Veränderungen sind nachhaltig – ähnlich wie die Wirkung psychoaktiver Substanzen.

Bis zur Nutzung bildgebender Verfahren konnte man hypnotisches Verhalten als Compliance in einem entsprechend inszenierten sozialen Kontext interpretieren, als etwas, das Menschen aus Gründen sozialer Erwünschtheit „mitmachen", sei es auf der Bühne oder im Therapiezimmer. Inzwischen liegen jedoch hirnphysiologische Untersuchungen vor, die zeigen, dass unter Hypnose objektive und neuronal nachweisbare Veränderungen stattfinden, die außerhalb der willentlichen Kontrolle zu liegen scheinen, d. h. nicht simulierbar sind. So im dem Bereich der hypnotischen Analgesie (Rainville et al. 1997, Faymonville et al. 2000), der Farbhalluzination (Kosslyn et al. 2000), der hypnotischer Lähmung (Cojan et al. 2009; McGeown et al 2009; Pyka et al. 2011) und dem kognitiven Bereich (Stroop Interferenz, Raz et al. 2005).

Man erklärt sich diese Wirkungen der Hypnose so, dass durch das Außerkraftsetzen des Default Mode die hypnotisierte Person gewissermaßen Ichlos reagiert, d. h. ohne das bisherige Selbstbild (Alltags-Ich) zu beachten und ohne ihre Handlungen auf zukünftige Konsequenzen hin und die Wirkung auf Andere zu überprüfen, ohne Bewertungen vorzunehmen wie z. B. „das kann ich nicht", „das bin ich nicht" oder „das darf ich nicht", „das passt nicht zu mir". Das Selbstbild des Alltagsdenkens und dessen Begrenzungen sind abgespalten, die die innere Suche nach Lösungen, Ressourcen, Traumata behindern würden.

Darauf beruhen die zahlreichen therapeutischen Anwendungen der Hypnose (siehe Revenstorf & Peter 2017).

Diskussion

Die subjektive Wirkung psychoaktiver Substanzen ist nicht vorhersagbar: LSD, PCP (Angel dust), Psilocybin, Methamphetamine (Crystal Met) können euphorische oder dysphorische Effekte haben, auch bei derselben Dosis in derselben Person zu verschiedenen Zeitpunkten. Es gibt keine Erklärung dafür, wann eine Substanz wie wirkt. Vage wird die jeweils aktuelle Wirkung der halluzinogenen Droge an der inneren Verfassung (*mind-set*) und dem Kontext (*setting*) festgemacht, in dem sie eingenommen wird. Doch im Grunde ist das charakteristische Merkmal dieser Substanzklasse die Unvorhersagbarkeit ihrer psychischen Auswirkungen.

Es wäre auch schwierig, pharmakologisch zu erklären, wie durch eine so geringe Menge von nur 50 µg einer chemischen Substanz wie LSD so profunde und z. T. nachhaltige Wirkungen ausgelöst werden können. Man kann also sagen, dass auch nach über einem halben Jahrhundert Forschung eine pharmakologische Theorie der spezifischen Wirkung von Halluzinogen noch nicht gefunden wurde.[13]

Vielmehr kommt es unter Einfluss psychedelischer Substanzen generell zu einem Anstieg an Entropie im Gehirn, zur Auflösung synaptischer Verbindungen und zu einem Zurücktreten der selbstreflexiven Gedanken. Das bringt Unterbrechung der Rumination ums eigene Ich mit sich und damit die Chance einer heilsamen Rekonsolidierung.

In abgeschwächter Form bewirkt hypnotische Trance ebenfalls eine Deaktivierung des DMN und damit verbunden eine Unterbrechung der Ich-bezogene Gedanken, die man im Falle von depressiven, süchtigen oder zwanghaften Patienten als Problemtrance bezeichnen könnte. Die mit der Hypnose verbundene Verminderung der Metakognitionen wird nicht exogen durch eine Substanz, sondern durch mentale Anleitung bewirkt. Dadurch wird die erzielte salutogene Wirkung im Nachhinein u. U. als ich-syntoner und eher als eigene Kompetenz erlebt.

Die Nutzung von Psychedelika zur Unterbrechung gedanklich-affektiver Rigidität und unflexibler mentaler Zustände bringt drei Risiken mit sich. Einmal, dass die Substanz zur Dauermedikation wird (wie es beim Microdosing der Fall sein könnte) und so lediglich die weniger wirksamen Antidepressiva ersetzt. Damit würde man den Psychedelika die Essenz der spirituellen Erfahrung rauben, die von einer nichtalltäglichen Inszenierung profitiert.

Eine zweite nachteilige Entwicklung wäre, dass sich die Psychedelika in das Pharma-Menu einreihen, um den emotionalen Alltag zu optimieren, wie sie es mit Beruhigungsmitteln, Schlafmitteln, Stimmungsaufhellern, Aufputschmittelen et cetera tun, um ihr Erleben zu McDonaldisieren, d. h. zu standardisieren und kontrollbarbar zu machen – und nun auch mit Psychedelika.

Eine weitere Gefahr besteht darin, dass die Verwendung von Psychedelika ins Reakreative abdriftet und eine Geschäftsidee im Wellnessbereich wird. Entweder in schicken Berliner Stadtwohnungen oder als neoshamanische Retreats am Amazonas. Damit würden die Psychedelika für die Psychotherapie an Glaubwürdigkeit verlieren wie schon einmal vor 50 Jahren.

Die unerklärliche Wirkung geringfügiger Mengen einer u.U. nur einmaligen Dosis von Psilocybin, DMT oder Meskalin legt nahe, dass die Wirkung

---

[13] Es gibt lediglich ein paar regelhafte Einzelbefunde, wie dass der Dopamin-Rezeptor Antagonist Chlorpromazine (Benzodiazepin) sofort die LSD-Wirkung blockiert, obwohl es kaum auf 5-HT Rezeptoren wirkt.

der Psychedelika die wissenschaftliche Rationalität transzendiert, mit der sie zwar zu erforschen versucht aber nicht verstanden wird. Es handelt sich nicht um Medikamente, sondern jeweils um eine Reise in einen Raum jenseits des Alltagsdenkens, von der man verändert zurückkehren kann, weil man mit etwas in Berührung kam, das bedeutender ist als das von seiner Abwehr geplagte und eingeengte Ich. Es sollten die Psychedelika sowohl vor der rekreativen wie der pharmazeutischen Kommerzialisierung geschützt werden.

Psychoaktive Substanzen haben nicht nur Wirkungen auf das individuelle Verhalten, die sich physiologisch ergründen lassen; wie etwa, dass serotoninähnliche Substanzen gedankliche Aktivitäten stimulieren und grundsätzlich eher antidepressiv wirken. Es sind auch soziale Konsequenzen von Bedeutung. Z. B. fördert GHB (Gammahydroxybuttersäure, auch als K.o.-Tropfen bekannt) Vertrauen, LSD und MDMA vermehren Altruismus und Empathie gegenüber der eigenen Gruppe aber Abgrenzung gegenüber Fremden. Amphetamine vermindern prosoziales Verhalten und Substanzen, die Serotonin-Rezeptoren aktivieren, steigern die Sensitivität gegenüber Mitmenschen und dem Ambiente. Gleichzeitig vermindern Antidepressiva und Anxiolytika das Mitgefühl

Häufige psychedelische Erfahrungen korrelieren mit liberalen politischen Ansichten, Offenheit und Naturverbundenheit, und einem geringen Ausmaß von autoritären politischen Ansichten. Die Wirkung ist aber individuell unterschiedlich, wie man am Beispiel des eher rechtsorientierten und Psychedelika zugetanen Poeten Ernst Jünger sehen konnte; ebenso weiß man aus Medienberichten über Radikalisierung rechter Gruppen in den USA, die psychedelische Drogen konsumieren.

Es lässt sich also nicht eine Heilslehre der Friedfertigkeit aus dem Konsum psychoaktiver Drogen ableiten, ebenso wenig wie es in indigenen Kulturen bei dem Gebrauch von Ayahuaska, den Pilzen und Peyote der Fall war. Darüber hinaus ist auch zu beachten, dass der Guru-geleitete Konsum von Psychedelika zu Machtmissbrauch führen kann. Es reicht daher nicht, die Wirkung von psychoaktiven Substanzen neuropsychologisch zu säkularisieren. Vielmehr es ist nötig, den kulturellen Kontext einzubeziehen. Damit würde eine strenge Trennung von anthropologischen und pharmakologischen Aspekten in der Forschung hinfällig und es überschneiden sich hier Geistes- und Naturwissenschaften.

Häufig werden Psychedelika zu mentalen Abenteuer-Retreats vermarktet. Das ist nicht nur aus Gründen der Banalisierung bedauerlich. Vielmehr wäre das auch gesundheitlich bedenklich, da die empirische Basis sowohl in der Grundlagenforschung wie auch bezüglich der Wirksamkeit bisher schmal ist. Die Nachweise der therapeutischen Wirkungen sind bisher vorläufig und Versprechungen von spirituellen Heilserfahrungen sind nicht gesichert (Rucker & Young 2021). Zwar mögen die üblichen Studiendesigns der Pharmaforschung für die Anwendung bei psychoaktiven Substanzen fragwürdig sein, da sich der Konsum von Verum und Placebo nicht verblinden lässt – beide werden sowohl vom Patienten wie vom Therapeuten schnell als solche erkannt. Dennoch ist nicht ratsam, auf die traditionelle Forschungsmethodik zu verzichten, d. h. die fallbezogenen Studien, RCT-Designs und lange Katamnesen der klinischen Anwendung. Das haben die tragischen Folgen des Schlaf- und Beruhigungsmittels Thalidomid (Contergan) gezeigt, das von 1957 bis 1961 vertrieben wurde – nämlich die körperlichen Missbildungen der Neugeborenen, deren Mütter das Medikament eingenommen hatten. Daher sind die ethischen Regelungen für Humanforschung, die 1964 in den Helsinki-Vereinbarungen festgelegt wurden und die Grundlage der Therapieforschung bilden auch im Bereich der psychoaktiven Substanzen einzuhalten.

Man kann der Einschränkung des Gebrauchs von psychoaktiven Substanzen entgegenhalten, dass der Konsum von halluzinogenen Substanzen seit Jahrtausenden in indigenen Kulturen stattfindet, ohne Schaden anzurichten. Es gibt daher eine anthropologisch begründete Rechtfertigung, dem Nutzen ihrer Anwendung zu vertrauen. Für Hypnose trifft das gleiche zu. Beide Verfahren der Bewusstseinserweiterung sind Bestandteil gewachsener Tradition.

LITERATUR

Anticevic A, et al. (2012) The role of default network deactivation in cognition and disease. Trends Cogn Sci 16:584–592.

Beaty, RE et al. (2018). Robust prediction of individual creative ability from brain functional connectivity. Pnas.org/cgi/doi/10.1073/pnas.1713532115.

Birbaumer, N. & Zittlau, J. (2016). Das Denken wird überschätzt. Ullstein

Blakemore, S.J., Oakley, D.A. & Frith, C.D. (2003). Delusions of alien control in the normal brain. *Neuropsychologia, 41,* 1058–1067.

Bogenschutz, M. P., & Johnson, M. W. (2016). Classic hallucinogens in the treatment of addictions. *Progress in Neuro-Psychopharmacology and Biological Psychiatry, 64*, 250–258.

Carhart-Harris RL and Goodwin GM (2017) The therapeutic potential of psychedelic drugs: Past, present and future. *Neuropsychopharmacology* 42: 2105–2113.

Carhart-Harris, R. L., Bolstridge, M., Rucker, J., Day, C. M. J., Erritzoe, D., Kaelen, M., ... Nutt, D. J. (2016). Psilocybin with pyschological support for treatment-resistant depression: an open-label feasibility study. *The Lancet Psychiatry, 3*(7), 619–627.

Carhart-Harris, R.L., Leech, R., Hellyer, P.J., Shanahan, M., Feilding, A., Tagliazucchi, E., et al., (2014). The entropic brain: a theory of conscious states informed by neureimaging research with psychedelic drugs. Front. Hum. Neurosci. 8, 20. https://doi.org/10.3389/fnhum.2014.00020.

Cavana AE, Trimble MR (2006) The precuneus: a review of its functional anatomy and behavioral correlates. Brain, 129:564–583

Cojan, Y., Waber, L., Schwartz, S., Rossier, L., Forster, A. & Vuilleumier, P. (2009). The brain under self-control: modulation of inhibitory and monitoring cortical networks during hypnotic paralysis. *Neuron, 62* (6), 862–875.

Deeley, Q., Oakley, D.A., Toone, B., Giampi- etro, V.,Brammer, M. J., Williams, S. C. R. & Halligan, P.W. (2012). Modulating the Default Mode Network Using Hypnosis. *International Journal of Clinical and Experimental Hypnosis, 60*(2), 206–228.

de Vos CMH, Mason NL and Kuypers KPC (2021) Psychedelics and Neuroplasticity: A Systematic Review Unraveling the Biological Underpinnings of Psychedelics. Front. Psychiatry 12:724606. doi: 10.3389/fpsyt.2021.724606

Erickson, M.H. & Rossi, E.L. (2004). *Hypnose erleben. Veränderte Bewusstseinszustände therapeutisch nutzen.* Stuttgart: Pfeiffer bei Klett-Cotta.

Erickson, M.H. & Rossi, E.L. (2006). *Hypnotherapie. Aufbau, Beispiele, Forschungen.* Stuttgart: Klett-Cotta.

Faymonville, M.E., Laureys, S., Degueldre, C., DelFiore, G., Luxen, A., Franck, G., Lamy, M. & Maquet, P. (2000). Neural mechanisms of antinociceptive effects of hypnosis. *Anesthesiology, 92,* 1257–1267.

Griffiths RR, Johnson MW, Carducci MA, et al. (2016) Psilocybin produces substantial and sustained decreases in depression and anxiety in patients with life-threatening cancer: A randomized double-blind trial. *J Psychopharmacol* 30: 1181–1197.

Grob CS, Danforth AL, Chopra GS, et al. (2011) Pilot study of psilocybin treatment for anxiety in patients with advanced-stage cancer. *Arch Gen Psychiatry* 68: 71–78.

Hintzen, A., and Passie, T. (2010). *The Pharmacology of LSD: A Critical Review.* Oxford: Beckley Foundation Press & Oxford University Press.

Kosslyn, S.M., Thompson, W.L., Costantini-Ferrando, M.F., Alpert, N.M. & Spiegel, D. (2000). Hypnotic visual illusion alters color processing in the brain. *American Journal of Psychiatry, 157* (8),1279–1284.

Lermercier, CE & Terhune, DB (2018): Psychedelics and hypnosis: Commonalities and therapeutic implications. *Journal of Psychopharmacology 32,* 732–740.

Lou, H.C., Luber, B., Crupain, M., Keenan, J.P., Nowak, M., Kjaer, T.W., Sackeim, H.A., and Lisanby, S.H. (2004). Parietal cortex and representation of the mental Self. Proc. Natl. Acad. Sci. USA *101*, 6827–6832.

McGeown, W.J., Mazzoni, G., Venneri, A. & Kirsch, I. (2009). Hypnotic induction decreases anterior default mode activity. *Conscious. Cogn., 18,* 848–855.

McGeown, W.J., Venneri, A., Kirsch, I., Nocetti, L., Roberts, K., Foan, L. & Mazzoni, G. (2012). Suggested visual hallucination without hypnosis enhances activity in visual areas of the brain. *Conscious Cogn., 21* (1), 100–116.

Menon, V. (2011). Large-scale brain networks and psychopathology: A unifying triple network model. *Trends in Cognitive Science, 15* (10), 483–506.

Metzner R. Maps of Consciousness. New York: Collier- Macmillan, 1971.
Metzner R. "States of Consciousness and Transpersonal Psychology", In: Vallee, R. & Halling, S. (eds), Existential and Phenomenological Perspectives in Psychology. New York: Plenum Press, pp.329-338, 1989.
Moreno, F. A., Wiegand, C. B., Taitano, E. K., & Delgado, P. L. (2006). Safety, tolerability, and efficacy of psilocybin in 9 patients with obsessive-compulsive disorder. *The Journal of Clinical Psychiatry*, *67*(11), 1735–40.
Oakley, D. A. (2008). Hypnosis, trance and suggestion: Evidence from neuroimaging. In M. R. Nash & A. J. Barnier (Eds.), *Oxford handbook of hypnosis: Theory, research and practice* (pp. 365–392). Oxford, England: Oxford University Press.
Oakley, D.A. & Halligan, P.W. (2009). Hypnotic suggestion and cognitive neuroscience. *Trends in Cognitive Sciences, 13* (6), 264–270.
Palhano-Fontes F, Andrade KC, Tofoli LF, Santos AC, Crippa JAS, Hallak JEC et al (2015). The psychedelic state induced by ayahuasca modulates the activity and connectivity of the default mode network. PLoS ONE 10: e0118143.
Pyka, M., Burgmer, M., Lenzen, T., Pioch, R., Dannlowski, U., Pfleiderer, B. et al. (2011). Brain correlates of hypnotic paralysis – a resting-state fMRI study. *NeuroImage, 56* (4), 2173–2182.
Qin, P. & Northoff, G. (2011). How is our self related to midline regions and default-mode network? *NeuroImage, 57* (3), 1221–1233.
Rainville, P., Duncan, G.H., Price, D.D., Carrier, B. & Bushnell, M.C. (1997). Pain affect encoded in human anterior cingulate but not somatosensory Kortex. *Science, 277,* 968–971.
Rainville, P., Hofbauer, R.K., Bushnell, M.C., Duncan, G.H. & Price, D.D. (2002). Hypnosis modulates activity in brain structures involved in the regulation of consciousness. *Journal of Cognitive Neuroscience, 14* (6), 887–901. Retrieved from http://www. mitpressjournals.
Raz, A., Fan, J. & Posner, M.I. (2005). Hypnotic suggestion reduces conflict in the human brain. *Proceedings of the National Academy of Sciences of the United States of America, 102* (28), 9978–9983.
Revenstorf, D (2017). Hypnose und Hypnotherapie. Tübingen: Psychotherapie Verlag
Revenstorf, D. & Peter, B. (Hrsg.). (2015). *Hypnose in der Psychotherapie, Medizin und Psychosomatik* (3. Aufl.). Heidelberg: Springer.
Rosazza M, Minati L (2011). Resting-state brain networks: literature review and clinical aplications. Neurological Sciences, 32:773–785.
Rucker, J. J., Jelen, L. A., Flynn, S., Frowde, K. D. & Young, A. H. (2016). Psychedelics in the treatment of unipolar mood disorders: a systematic review. *J. Psychopharmacol.* **30**, 1220–1229.
Sayin, Ü. (2012). A Comparative Review of the Neuro- Psychopharmacology of Hallucinogen-Induced Altered States of Consciousness: The Uniqueness of Some Hallucinogens
Schartner et al. (2020): Increased spontaneous MEG signal diversity for psychoactive doses of ketamine, LSD and psilocybin. Scientific RepoRts | 7:46421 | DOI: 10.1038/srep46421.
Shulgin A and Shulgin A. PIHKAL: A chemical love story. Berkeley, CA: Transform Press, 1991.
Stafford P. (1978). Psychedelics Encyclopedia. Berkeley, CA: Ronin Publishing Inc.

Vollenweider FX, Preller KH. (2020). Psychedelic drugs: neurobiology and potential for treatment of psychiatric disorders. *Nat Rev Neurosci.* 21:611–24. doi: 10.1038/s41583-020-0367-2.

Best of Both Worlds: Psychedelische Ketamintherapie im Rahmen einer augmentierten Psychotherapie

Andrea Jungaberle, Sergio Pérez-Rosal & Philipp Grimm

Im folgenden Text sollen beispielhaft sowohl die Behandlungsstrategien, als auch die therapeutischen und wissenschaftlichen Rationale der OVID Klinik Berlin dargestellt werden. Es handelt sich um ein Leuchtturmprojekt, das als erstes im deutschsprachigen Raum konsequent einen erweiterten psychedelischen Behandlungsansatz verfolgt und Ketamin als atypisches Psychedelikum gemeinsam mit anderen therapeutischen Werkzeugen im Rahmen einer augmentierten Psychotherapie zum Einsatz bringt. Der Begriff „augmentierte Psychotherapie“ wurde bewusst geprägt, um die historisch bedingte Enge des Begriffes „psychedelisch“ aufzulösen und das Augenmerk von der Art der Induktion eines therapeutisch nutzbaren veränderten Bewusstseinszustandes hin zu den Bewusstseinszuständen selbst zu lenken.

Das Behandlungsspektrum des interdisziplinären Teams aus Psychiater: innen, Anästhesist:innen und approbierten Psychotherapeut:innen orientiert sich an der wissenschaftliche Evidenzlage zur therapeutischen Wirksamkeit von Ketamin bei psychischen Erkrankungen (Drozdz et al., 2022; Walsh et al., 2022; Whittaker et al., 2021; Yavi et al., 2022). Es umfasst im Wesentlichen die Indikationen mittelschwere bis schwere Depression, Suizidalität, (komplexe) posttraumatische Belastungsstörung, Schmerzerkrankungen, Angst- und Zwangsstörungen, sowie schwere Anpassungsstörungen, die mit Depression und existentieller Angst einhergehen. Weitere aufgrund der Evidenzlage vertretbare Indikationsfelder sind die Behandlung von Suchterkrankungen und Essstörungen (Martinotti et al., 2021), wobei sowohl die Auswahl der Patient:innen als auch des therapeutischen Vorgehens hier besonderer Umsicht bedürfen.

Da die Therapie juristisch als Off-Label Behandlung verortet ist, geht jeder Indikationsstellung eine fachärztliche Prüfung voraus und es wird Wert darauf gelegt, dass es sich bei der augmentierten Psychotherapie nicht um einen ersten Behandlungsversuch handelt. Im Regelfall haben die Patient:innen bereits medikamentöse und psychotherapeutische Hilfe in Anspruch genommen. In seltenen Fällen werden auch Patient:innen angenommen, die eine medikamentöse Dauertherapie für sich kategorisch ausschließen, da hier die Willensbildung der Betroffenen als maßgeblich angesehen wird.

Bei Betrachtung der oben gelisteten Indikationen fällt auf, dass diese sich mit den derzeit in klinischen Studien mit serotonergen Psychedelika und MDMA untersuchten Erkrankungen decken (Castellanos et al., 2020; Luoma et al., 2020; Morgan et al., 2017). Dies ist letztendlich nicht verwunderlich, da es sich, wie oben bereits angedeutet, um nahe verwandte Behandlungsansätze unter Nutzbarmachung von veränderten Wachbewusstseinszuständen und erhöhter Neuroplastizität handelt (Aleksandrova & Phillips, 2021; Schenberg, 2018).

In diesem Zusammenhang kann und sollte insbesondere das racemische Ketamin als atypisches Psychedelikum aufgefasst werden, da dies eine Facette des Wirkspektrums darstellt, die im Rahmen des in Mitteleuropa weiter verbreiteten rein pharmakologischen Herangehens nicht beachtet oder gar aktiv unterdrückt wird. Es gibt immer wieder Berichte von Patient:innen, die von ihren Vorbehandlungen in reinen „Ketamininfusionspraxen" berichten und beschreiben, dass sie entweder mit ihren Erfahrungen unter der Ketaminwirkung alleine gelassen, diese von den behandelnden Kolleg:innen als Hirngespinste abgetan oder während der Sitzung mit Benzodiazepinen aktiv unterdrückt wurden. Diese Vorgehensweise läuft der unseren diametral entgegen und verringert unserer Auffassung nach die Wirksamkeit der Behandlung signifikant. Dies deckt sich auch mit der empirischen Evidenz, die nahelegt, dass eine Einbettung der Ketamingaben in einen psychotherapeutischen Prozess den therapeutischen Nutzen maximieren und verlängern kann (Drozdz et al., 2022).

Neben der phänomenologischen Parallelen zwischen der Wirkung von Ketamin und den serotonergen Psychedelika (Passie et al., 2021), finden sich auch bei Betrachtung der aktivierten Areale im FDG-PET von in dieser Studie Esketamin und Psilocybin ähnliche Aktivierungsmuster (Vollenweider & Kometer, 2010). Anders als bei den serotonergen Psychedelika scheint Ketamin jedoch nicht relevant auf das Default Mode Network einzuwirken (Carhart-Harris & Friston, 2019), sondern führt (wie schon lange bekannt) zu einer funktionellen und elektrophysiologischen Dissoziation zwischen thalamo-kortikalem und limbischem System (Zippo, 2011).

Diese Dissoziation führt einerseits zu der im notfallmedizinischen Alltag regelhaft genutzten Dissoziation von akuten Reizen wie z.B. Schmerz, andererseits sorgt diese Abkopplung für eine veränderte Bewertung des Erlebten: Stress und Schmerz werden nicht mehr als unmittelbar bedrohlich empfunden und sind dadurch besser handhabbar. Im Rahmen der KAP kommt es häufig zu sogenannten „Out of Body Experiences", die sich ebenfalls am ehesten mit der verminderten afferenten Reizleitung zu den entsprechenden kortikalen Zentren erklären lassen. Während also z. B. Psilocybin oft über den sogenannten „Bodyload" (Palamar & Acosta, 2020) zu einer deutlich verstärkten Wahrnehmung körperlicher Prozesse führt, ist bei Ketamin zumeist das Gegenteil der Fall.

Parallelen zwischen den klassischen Psychedelika und Ketamin lassen sich jedoch im Vergleich der Erfahrungsphänomenologie auch finden: Zum Beispiel erreichen Proband:innen, die ihre Erfahrungen nach intravenöser Ketaminapplikation bewerten sollen, auf dem Mystical Experience Questionaire (MEQ30) der Johns Hopkins Universität (Barrett et al., 2015) ähnliche Werte wie solche, die zuvor eine geringe bis mittlere Dosis LSD erhalten haben (Passie et al., 2021). Der MEQ30 fragt unter anderem nach Aspekten der Wahrnehmungsveränderung zu Raum und Zeit, dem Erleben einer Selbsttranszendenz und einem Gefühl einer verbalen Unbeschreiblichkeit („Ineffability") der Erfahrung an sich ab. Ähnlich vergleichbar sind die erreichten Werte auf einer anderen, in der psychedelischen Forschung sehr gängigen Skala zur Erfassung des Erfahrungscharakters, dem 5D-ASC nach Dittrich, der bereits seit über 30 Jahren zur Beschreibung der Erlebnisqualität von psychedelischen Erfahrungen verwendet wird (Schmidt & Berkemeyer, 2018). Diese Skala wird auf 5 Faktoren heruntergebrochen:

Die ozeanische Selbstentgrenzung, angstvolle Ichauflösung, visionäre Umstrukturierung (sowohl extern optisch als auch innerlich), Veränderung von auditiver Wahrnehmung und eine Veränderung der Vigilanz. Auch hier erreicht racemisches Ketamin Werte, die man sonst bei serotonergen Psychedelika in geringen bis mittleren Dosen erwarten würde (Passie et al., 2021). Unter Esketamin kommt es zu weniger starken, aber immer noch deutlichen psychotropen Effekten.

Aus der klinischen Erfahrung sowohl des Einsatzes von Ketamin in der Notfallmedizin als auch der jetzigen Arbeit mit Ketamin im Rahmen der augmentierten Psychotherapie zeigt sich, dass die subjektive Wirkweise von Ketamin deutlich kontextsensitiver ist als bei serotonergen Psychedelika. Wenn man Patient:innen nicht bezüglich der möglichen Erfahrungsräume schult und vorbereitet, kann es auch unter größeren Dosen Ketamin zum Ausbleiben der psychotropen Wirkung kommen. Allerdings sind mir auch Fälle begegnet, in denen Menschen in rein somatischen Settings tiefgreifende psychedelische Erfahrungen unter Einfluss von Ketamin erlebt haben.

Spannend ist in diesem Zusammenhang zum Beispiel die Fallgeschichte einer Yogalehrerin, die sehr berührt von einer transzendenten Erfahrung unter dem Notkaiserschnitt ihres Sohnes berichtete. Bei inkompletter Abdeckung durch die aufgespritzte Periduralanästhesie war ihr vom Anästhesisten zur Schmerztherapie eine größere Dosis Ketamin verabreicht worden. Meine Bekannte hatte ein sehr ausgeprägtes Erleben der göttlichen Begleitung und Hilfestellung einer höheren Macht im Geburtsprozess, die ihr weiteres Leben nachhaltig geprägt hat. Meine Erläuterung, dass ein Teil dieser Erfahrung auch medikamentös durch das Ketamin herbeigeführt worden sein könnte, erlebte sie als regelrecht enttäuschend.

Der Begriff des „Settings" ist im vorletzten Abschnitt bereits gefallen. Allgemein wird er im Begriffspaar in der Literatur zu psychedelischen Erfahrungen durch den Begriff des „Sets" ergänzt. Während Setting auf den Kontext und das Umfeld anspielt, in dem eine Erfahrung gestaltet wird, meint das Set die innere Haltung, Erwartung und Emotionalität mit der jemand in eine psychedelische Erfahrung eintritt (Hartogsohn, 2016, 2017). Bezogen auf Ketamin sind zudem sowohl der Applikationsweg, als auch die Dosierung wesentliche Faktoren, wenn es um die Intensität und Art der psychedelischen Erfahrung geht. Wie bereits erwähnt macht es Sinn, Ketaminerfahrungen intensiv vorzubereiten, um möglichst „tiefe" Prozesse evozieren zu können. Die bestehende Leitlinie zur Ketamininfusionstherapie der American Psychiatric Association (APA) aus den USA (Sanacora et al., 2017) beschreibt mit dem intravenösen Applikationsweg über eine Spritzenpumpe/Perfusor und eine initiale Dosisempfehlung von 0,5 mg pro Kilogramm des (idealen) Körpergewichtes über 40 Minuten Applikationsdauer ein sehr taugliches Konzept, das mit gutem Erfolg auch in der augmentierten Psychotherapie umgesetzt werden kann. Ausgehend von diesem Ausgangswert kann im Verlauf der mehrmaligen Anwendung (meist 4–6 Gaben im Verlauf einiger Wochen) eine Therapieindividualisierung bezüglich der verwendeten Wirkstoffdosis vorgenommen werden.

Aber ist die Wirksamkeit der Ketamin augmentierten Psychotherapie (KAP) denn ausreichend belegt? Nun, bei der Bewertung der Effektivität der KAP müssen zwei synergistische Komponenten in Betracht gezogen werden. Fassen wir hier beispielhaft die Behandlung der schweren Depression ins Auge: Ein Faktor ist die gut validierte Wirksamkeit von Psychotherapie bei Depression, die sich ja auch in den entsprechenden Leitlinien wiederfindet (Schneider et al., 2017). Der zweite Faktor ist die in Metaanalysen bestätigte Wirksamkeit von Ketamin bei Major Depression und sogar bipolarer Störung (Bahji, Vazquez, et al., 2021; Bahji, Zarate, et al., 2021; Walsh et al., 2022; Yavi et al., 2022), so dass sich mit Fug und Recht die Schlussfolgerung ziehen lässt, dass von einer Wirksamkeit der Ketamin augmentierten Psychotherapie bei Major Depression ausgegangen werden kann. Entsprechend finden sich bei Drozdz et al. (2022) für Kombinationsbehandlungen aus Ketamin und Psychotherapie auch Evidenzen bei einer Reihe von Störungsbildern, insbesondere in der Linderung von Depressions- sowie Angstsymptomatiken.

Bei der Betrachtung jeder pharmakologischen Intervention ist es notwendig, sich ein Bild zu möglichen Nebenwirkungen und Komplikationen zu machen. Im Vergleich zu anderen psychedelischen Substanzen verfügen wir über ein sehr breites Wissen zu Toxikologie, Nebenwirkungen und Interaktionen von Ketamin, da racemisches Ketamin ja bereits seit 1970 für die Anwendung am Menschen zugelassen ist (Mion, 2017) und seitdem viele Millionen Dosen in der Anästhesie, Notfall- und Intensivmedizin zur Anwendung gekommen sind. Eine Altersbeschränkung der Zulassung besteht nicht, es kann sowohl in der Pädiatrie, als auch bei Erwachsenen bis ins hohe Alter angewendet werden.

Die gelisteten Indikationen für racemisches Ketamin sind neben der Durchführung von Allgemeinanästhesien und Analgosedierungen auch die Behandlung des therapieresistenten Status asthmaticus und die Analgesie bei intubierten Patient:innen (Maucher, 2019). Esketamin Nasenspray (Spravato®) ist mittlerweile in Kombination mit einem Antidepressivum (SSRI oder SNRI) zur Behandlung einer therapieresistenten Major Depression bei Erwachsenen auch in Deutschland zugelassen (Janssen-Cilag GmbH, 2022). Bei Anwendung von Ketamin und Esketamin innerhalb eines medizinischen Rahmens ist sowohl die mögliche Neurotoxizität als auch das Risiko der Entwicklung einer (psychischen) Abhängigkeit als sehr gering einzustufen. Erst eine prolongierte missbräuchliche Anwendung birgt das Risiko einer Abhängigkeitsentwicklung, sowie von kognitiven Störungen und Schädigungen der ableitenden Harnwege (Morgan & Curran, 2012; Zhu et al., 2016).

In der klinischen Anwendung ist Ketamin unter den gängigen Anästhetika die am besten verträgliche Substanz, da sich in den Regeldosierungen weder eine Aufhebung der Schutzreflexe noch eine Kreislaufsuppression findet. So würde es z. B. die Applikation der zwei bis dreifachen bei der Ketamin augmentierten Psychotherapie verwendeten Menge in Bolusform benötigen, um ein kurzes Aussetzen des Atemreflexes herbeizuführen. Diese kurze Apnoephase wäre zudem bei steigendem Blut-CO2 und assoziierter Sauerstoffschuld nach etwa 60–90 Sekunden selbstlimitierend.

Bei der Auswahl der Patient:innen für diese Form der Behandlung sollte jedoch bedacht werden, dass einer der Wirkmechanismen von Ketamin auch eine Reuptake Hemmung von Katecholaminen darstellt (Ulke et al., 2008), so dass regelhaft von einer mäßigen Steigerung von Blutdruck, Herzfrequenz und damit assoziiert Augeninnendruck und intrakraniellem Druck gerechnet werden muss. Patient:innen, die unter relevanten kardiovaskulären Erkrankungen, schlecht eingestelltem Bluthochdruck, einem Glaukom oder Ähnlichem leiden, sollten unter Umständen nicht mit Ketamin behandelt werden.

Eine weitere bekannte Nebenwirkung einer Langzeitanwendung von Ketamin ist die Entwicklung einer ketaminbedingten Uropathie, die mit der Entwicklung von Blasenentleerungsstörungen einhergehen kann. Eine Aufklärungskampagne in Berliner Clubs fasste dieses Risiko vor einigen Jahren unter dem Slogan „Heute Keta, morgen Katheter" zusammen.

Erfreulicherweise gibt es jedoch nur wenige psychiatrische Kontraindikationen für eine Ketamingabe. Im Gegensatz zu den klassischen serotonergen Psychedelika sind in der Literatur quasi keine Fälle beschrieben, in denen es durch eine supervidierte Gabe von Ketamin zur Entstehung psychotischer Episoden gekommen wäre – auch nicht bei Menschen, bei denen eine entsprechende Prädisposition vorbekannt war (Veraart et al., 2021). Der Ausschluss von Patient:innen mit bipolaren Störungen muss bei Umgang mit Ketamin nicht ganz so streng gehandhabt werden, wie bei der Anwendung von LSD oder Psilocybin, wobei manisch depressive Störungen mit schnellen Oszillationen zwischen den Krankheitsphasen (rapid cycling) eher nicht mit weiter disruptiv wirkenden Therapiemethoden behandelt werden sollten.

Eine Besonderheit der Substanz Ketamin ist, dass sie sowohl in der Suchtbehandlung eingesetzt werden (Walsh et al., 2022; Worrell & Gould, 2021), als auch suchterzeugend sein kann (Morgan & Curran, 2012). Das Suchtpotential liegt eindeutig über dem der klassischen serotonergen Psychedelika. Der Schlüssel zum quasi inexistenten Risiko einer Suchterzeugung durch Psilocybin und LSD liegt einerseits in der auftretenden Rezeptor-Downregulation, die bereits nach einmaliger Einnahme auftritt und einige Tage anhält (Buchborn et al., 2016). Andererseits spielt vermutlich die verminderte Ausschüttung von Dopamin im Vergleich zum Serotonin eine entscheidende Rolle (Liechti, 2015). Diese beiden Mechanismen treffen im Falle von Ketamin so nicht zu, da der entscheidende Rezeptor nicht der Serotonin 5HT2A-Rezeptor ist, sondern der „profanere" NDMA-Rezeptor (Krystal et al., 2019), der z. B. in der Psychopharmakologie des Alkohols die entscheidende Rolle spielt.

Unter Beachtung der vorgenannten Punkte gibt es also relativ wenige klare Kontraindikationen für einen Einsatz von Ketamin in wenigen, adaptierten Dosen. Trotzdem ist eine Einzelfallprüfung oft sinnvoll, gerade dann, wenn es um Patient:innen geht, die z. B. eine signifikante Schädigung der

Lunge oder Skelettmuskulatur aufweisen. So haben wir z. B. eine Patientin nicht behandelt, die sich zur Depressionsbehandlung im Rahmen eines systemischen Lupus erythematodes vorstellte und in dessen Rahmen unter einer ausgeprägten Lungenbeteiligung und Muskelschwäche litt. Es war nicht vorherzusagen, ob eine Behandlung mit Ketamin zu Atemnot führen würde, aber es erschien uns nicht sinnvoll, ein solches Risiko einzugehen. Eine sorgfältige und kritische Indikationsprüfung sollte sowohl psychiatrisch, als auch somatisch insbesondere bei vorbelasteten Patient:innen durchgeführt werden.

Nach dieser Darstellung der Wirkweise und der psychedelischen Qualitäten des Ketamins soll nun weiter auf unser therapeutisches Konzept in der OVID Klinik eingegangen werden. Im Rahmen einer Ketamin augmentierten Psychotherapie hat der/die Behandelnde das Glück, dass ihm/ihr die Pharmakologie des Wirkstoffs in die Hände spielt: Die psychopharmakologisch antidepressiven Effekte des Ketamins sind gut belegt und bei einem Gros der Patient:innen zuverlässig herbeiführbar (Kryst et al., 2020; Marcantoni et al., 2020; Matveychuk et al., 2020). Zudem sind bei entsprechender Anpassung von Applikationsweg und Dosierung relativ zuverlässig profunde veränderte Wachbewusstseinszustände (ASCs: Altered States of Consciousness) induzierbar, mit denen psychedelisch therapeutisch gearbeitet werden kann. Unser therapeutisches Konzept wird zudem durch die Integrationsfokussierte Psychotherapie komplettiert, die als dritte Säule der Behandlung zur Nachhaltigkeit der therapeutischen Arbeit beiträgt.

Zur Darstellung des pharmakologischen Rahmens einer KAP sollte angemerkt werden, dass generell verschiedene Wege der Ketaminapplikation im therapeutischen Rahmen möglich sind. Die angewandten Dosen unterscheiden sich aufgrund der sehr unterschiedlichen Bioverfügbarkeiten deutlich und variieren zwischen 0,5 mg pro Kilogramm Körpergewicht bei intravenöser Applikation bis hin zu 2–3 mg pro Kilogramm Körpergewicht bei Verwendung von Lutschtabletten. Die orale Aufnahme erfolgt größtenteils über die Mundschleimhaut, die gastrale Aufnahme nach Verschlucken ist minimal. Ein weiterer im Rahmen einer therapeutischen Anwendung üblicher Applikationsweg ist die intramuskuläre Gabe, die sich jedoch durch das sehr schnelle Anfluten und den raschen Abfall des Plasmaspiegels nach wenigen Minuten deutlich schlechter therapeutisch einsetzen und steuern lässt, als die von uns bevorzugte intravenöse Gabe über eine Spritzenpumpe. Diese ermöglicht es eine exakte Dosismenge in einer vordefinierten Zeit zu applizieren und führt zu einem langsamen Anfluten, so dass die psychedelisch wirksamen Plasmaspiegel nach ca. 10 Minuten Laufzeit des Perfusors erreicht werden und hypothetisch auch über mehrere Stunden gehalten werden könnten. Wir orientieren uns in Laufrate und gewähltem Zeitintervall an den Vorgaben der American Psychiatric Association (APA). Diese schlägt eine Standarddosis von 0,5 mg/kg/KG über 40–70 Minuten vor. Von dieser Standardvariante ausgehend, erfolgt eine kalibrierende Anpassung der Dosis über die weiteren Sitzungen, um Stoffwechselgeschwindigkeit und psychischen Faktoren Rechnung zu tragen.

Im folgenden Abschnitt möchten wir eines unserer Behandlungsschemata zur Behandlung von therapieresistenten Depressionen vorstellen. Sowohl aufgrund der Anzahl an Betroffenen, der gegebenen Evidenzlage und der guten Standardisierbarkeit des Vorgehens war dieses eines der ersten, die wir für unsere Arbeit entwickelt haben.

Ein Schlüssel unserer Arbeit ist die hohe interdisziplinäre Kohärenz im Team: Vom Erstkontakt mit unserer Patientenmanagerin, über die initialen Gespräche mit unseren psychiatrischen und anästhesiologischen Facharztkolleg:innen, bis hin zum Therapeutenteam, versuchen wir den Patient:innen eine Behandlung „aus einem Guss" zu bieten.

Das erste Arztgespräch erfolgt immer psychiatrisch. Neben der ausführlichen Diagnostik und Anamnese steht eine Erhebung der depressionsspezifischen Symptomatik mittels des Hamilton-Depressionsinventars (Schmitt et al., 2015), sowie eine Aufklärung zu den psychotherapeutischen Aspekten einer Ketamin augmentierten Psychotherapie im Mittelpunkt des Gesprächs. Wenn der/die psychiatrische Kolleg:in der Meinung ist, dass eine KAP sinnvoll ist, wird der/die Patient:in danach anästhesiologisch gesehen, fachärztlich beraten und aufgeklärt. Jede Patient:in wird in der Klinikkonferenz dem Team vorgestellt und dann einer Bezugstherapeut:in zugeordnet, die dann die weitere Behandlung plant und in Koordination mit dem Gesamtteam durchführt. Die Zuordnung der Patient:innen erfolgt einerseits nach antizipierter individueller Passung, anderseits nach Verfügbarkeit im Team. Unser Team besteht sowohl aus Verhaltenstherapeut:innen, als auch tiefenpsychologisch ausgebildeten Kolleg:innen, die jedoch alle einen verfahrensübergreifenden Ansatz mit Blick auf die individuelle Situation der Patient:innen hin verfolgen und den Besonderheiten einer Arbeit mit veränderten Wachbewusstseinszuständen als Quell von Veränderung und Inspiration Rechnung tragen.

Nach einem Kennenlerngespräch folgen mehrere Termine, in denen es einerseits um die tiefere Beziehungsbildung, als auch um eine Vermittlung notwendigen Wissens und Verständnisses für den Umgang mit veränderten Bewusstseinszuständen geht. Aspekte wie die Notwendigkeit einer Bereitschaft temporär Kontrolle abzugeben und sich den inneren Bildern und auftretenden Emotionen zu überlassen werden erörtert. Zudem geht es um Strategien, wie mit potenziell schwierigen, oder gar bedrohlich empfundenen Erlebnissen umgegangen werden sollte. Wie gehe ich mit Herausforderungen um? Und was bedeutet es loszulassen? Dies sind sehr relevante Aspekte, die zum Gelingen einer psychedelisch orientierten Therapie beitragen (Wolff et al., 2020).

Nach Etablierung eines Grundverständnisses bieten wir den Patient:innen eine erste Erfahrung im veränderten Wachbewusstsein an. Diese erfolgt jedoch nicht mit Hilfe eines pharmakologischen Agens, sondern wird nonpharmakologisch entweder mit Stroboskoplicht, Atemtechniken oder als Musiktrance ermöglicht. Dieses Vorgehen soll einerseits die Berührungsängste mit solchen Erfahrungen mindern, andererseits auch ein vertraut Werden mit dem Behandlungssetting und dem Konzept des integrativen Umgangs mit ASCs ermöglichen.

In den 5–6 Wochen danach kommen die Patient:innen an zwei aufeinander folgenden Tagen in die Praxis: Am ersten Tag erfolgt die Ketamin augmentierte Sitzung (ca. 2,5 h) und am Folgetag die integrationsfokussierte Psychotherapiesitzung. In dieser zweiten Sitzung geht es darum, gemeinsam ein Verständnis für die vorhergegangene Erfahrung, die potenziellen Learnings und möglichen Überträge aus dem ASC in den Therapieprozess und die Lebensgestaltung zu erarbeiten. In manchen Fällen kann das sehr einfach sein, zum Beispiel, wenn sich unter der Wirkung des Ketamins klar verständliche Einsichten zeigen („Ich führe immer wieder Situationen herbei, in denen ich von den Menschen in meiner Umgebung enttäuscht werden muss."). Aber oft sind die Erlebnisse weniger klar artikulierbar oder spielen sich stärker auf rein emotionaler oder optisch-bildlicher Ebene ab, so dass es einer therapeutischen Bearbeitung bedarf, um sie zu deuten und nutzbar zu machen. Um einen möglichst einfachen und angstfreien Zugang zu veränderten Wachbewusstseinszuständen zu ermöglichen, ist neben der Vorbereitung der Haltung des Patienten auch eine gute Gestaltung der Umgebung notwendig. Dieses sogenannte „Setting" spielt eine wesentliche Rolle im Umgang mit psychedelischen Erfahrungen (Hartogsohn, 2016, 2017). Unsere Behandlungsräume spiegeln den Spagat zwischen den hygienischen Anforderungen einer Arztpraxis, in der intravenös Medikamente verabreicht werden und einer möglichst warmen, einladenden und inspirierenden Umgebung wieder, die es den Patient:innen ermöglichen soll, sich für ihre Erfahrungen optimal zu öffnen.

Während der Ketamin augmentierten Sitzungen sind die Therapeut:innen durchgängig anwesend und stehen den Patient:innen als „Ankerpunkt" zur Verfügung. Dies schließt nach vorheriger Absprache auch eine angemessene physische Kontaktaufnahme ein. In Zeiten großer innerer Unsicherheit kann eine Berührung an Arm oder Hand Wunder wirken! Da das Thema Berührung im therapeutischen Kontakt auch schwierige ethische Aspekte bergen kann, orientieren wir uns in Umfang und Art des Kontaktes an den Vorgaben der großen aktuellen psychedelischen Studien, wie der von Teilen des Teams mitentwickelten EPIsoDE-Studie, in der aktuell 144 Proband:innen mit Psilocybin bei Depression behandelt werden (Mertens et al., 2022).

Ebenfalls analog zur EPIsoDE-Studie werden die Patient:innen instruiert, den Aufmerksamkeitsfokus während der Substanzsitzung auf ihre inneren Prozesse zu lenken. Speziell zusammengestellte Musiklisten über Kopfhörer und Augenmasken unterstützen diese Innenwendung und helfen dabei, ganz im Erlebten aufzugehen. Gespräche finden während der Ketamin augmentierten Sitzungen tendenziell eher nicht statt, auch wenn es manchen Patient:innen ein Bedürfnis ist, sich und ihren Prozess proaktiv nach außen mitzuteilen. Die Therapeut:innen gehen in der Regel mit diesem Impuls zu sprechen mit, versuchen aber die Kommunikation auf wesentliche Punkte einzugrenzen, um eine Flucht aus den Inhalten ins Verbalisieren zu erschweren.

Anders als beim therapeutischen Arbeiten mit Psilocybin ist es jedoch nötig, in der Endphase der Ketaminwirkung bereits mit den Patient:innen in Kontakt über das Erlebte zu gehen, da die anamnestische Nachwirkung des Ketamins sonst oft eine sinnhafte Erinnerung am Folgetag erschwert. Einige Stichworte zum Inhalt der Erfahrung können in der Integrationssitzung sehr hilfreich sein, um die Bilder, Emotionen und Gedankenprozesse wieder zugänglich zu machen. Auch das Erstellen von gestalterischen Repräsentationen der Erfahrung kann den Integrationsprozess beflügeln, so dass wir in unserem Atelier, dem Integrationsraum / Aufwachraum nach Sitzungsende, auch Kunstmaterialien wie Farben, Papier und lufttrocknende Tonmasse zur Verfügung stellen.

Diese Hauptphase der Therapie von 5–6 Wochen kann auch zu einem intensivierten Therapieblock von drei Wochen zusammengefasst werden. In dieser Zeit sind die Patient:innen dann 4 Tage pro Woche in der Praxis und absolvieren alternierend Ketamin augmentierte und Integrationssitzungen. Dieses Schema wird insbesondere von Menschen aus dem Ausland gerne angenommen, da eine dreiwöchige Phase in Berlin oft einfacher zu realisieren ist, als wöchentliche Reiseaktivitäten über einen längeren Zeitraum. Allerdings empfehlen wir dieses Vorgehen nur einer eingeschränkten Klientel. Menschen, die neben ihrer Depression auch wenig bearbeitete Traumata, Angstsymptomatiken oder (oft versteckte) Substanzgebrauchsstörungen mitbringen, profitieren von der zeitlichen Enge der Behandlung oft nicht. Es kommt zu Überforderungssituationen und einer verminderten Wirksamkeit des therapeutischen Vorgehens, da die notwendigen Pausen zur Verarbeitung der Inhalte, Herausforderungen und Erkenntnisse fehlen. Bei der Arbeit mit Ketamin augmentierten Sitzungen handelt es sich in gewisser Weise um eine „emotionale Exposition", deren Dichte und Intensität mit Aufmerksamkeit und Bedacht kuratiert werden sollte. Hier befinden wir uns wieder im Spannungsfeld zwischen Pharmakologie und Psychotherapie: Psychotherapeutisch sind oft längere Abstände zwischen den Ketamin augmentierten Sitzungen sinnvoll und werden von den Patient:innen auch aktiv eingefordert. Pharmakologisch wäre es wünschenswert, den akkumulativen Effekt der Ketamingaben (Kryst et al., 2020) zu nutzen. In der Praxis eruieren wir diesen Punkt mit unseren Patient:innen, wenn sie nach längeren Intervallen zwischen den Ketaminsitzungen fragen, achten aber natürlich den Wunsch der Patient:in zur Pause. Als Grundsatz gilt, dass niemand eine Erfahrung im veränderten Wachbewusstsein machen sollte, für die sie oder er sich innerlich nicht bereit fühlt. Gerade bei chronisch psychisch kranken Menschen ist dieser Handlungsgrundsatz eine der wichtigsten Maximen der Behandlungsplanung.

Nach dem Ende der augmentierten Behandlungsphase erfolgen (live oder online, wie auch in der Vorbereitung) abschließende Gespräche, die zum Teil auf Wunsch der Patient:innen in längerfristige Gesprächstherapien übergehen können. Im weiteren Verlauf bieten wir einerseits Follow-Up Gespräche an, versuchen aber auch den Patient:innen bereits während der Behandlung Brücken in andere therapeutische Kontexte zu bauen. So lassen sich z. B. interaktionsorientierte Konzepte wie CBASP (McCullough Jr., 2005) sehr gut an eine KAP anschließen. Es ist uns ein Anliegen, den Patient:innen zu vermitteln, dass die Behandlung bei uns eine gute Methode sein kann, um aus der tiefen Schwere und Unbeweglichkeit der Depression wieder an einen Punkt im Leben zu kommen, an dem es möglich wird, Hilfssysteme aktiv wahrzunehmen und in sich ein Verständnis für ein „nicht depressionsbestimmtes Selbst" zu entwickeln. Dieses Selbstverständnis kann dann auch ohne eine erneute Anwendung von augmentierter Therapie genährt und gestärkt werden. Ziel der augmentierten Psychotherapie ist es nicht, dauerhaft Patient:innen an diese Therapiemodalität zu binden, sondern vielmehr Impulse hin zu einer weniger von Krankheit und Rigidität geprägten Lebensgestaltung zu setzen. Wir bieten unseren Patient:innen an, nach einigen Monaten für einzelne Auffrischungssitzungen mit Ketamin und Integration zu uns zurück zu kommen, eruieren aber im Vorfeld immer den therapeutischen Impuls dieser erneuten Sitzungen, um eine gedankliche Prägung auf das Medikament möglichst einzuhegen und den assoziierten psychotherapeutischen Prozess zu betonen.

Natürlich ist kein therapeutisches Verfahren bei allen Patient:innen sinnvoll und erfolgsversprechend. Wir erleben es immer wieder, dass gerade Patient:innen deren Denken und Fühlen von großer Rigidität und Gedankenschleifen geprägt sind von der evokativen und disruptiven Tendenz dieser Therapie profitieren können. Wenn einem ein älterer Herr erzählt, dass er am Vortag unter der Ketamin augmentierten Sitzung das erste Mal seit 20 Jahren wieder habe weinen können, ist das ein wirklich berührender Moment für alle Beteiligten.

Die augmentierte Psychotherapie mit Ketamin und serotonergen Psychedelika wird sich in den kommenden Jahren und Jahrzehnten den kritischen Blicken und Evaluationen der Therapeutenschaft stellen müssen. Aus dem vermeintlichen Wunderkind der neuen therapeutischen Methoden muss ein verlässlicher Kooperationspartner der existierenden Behandlungsoptionen werden. Dazu braucht es noch einiges an forscherischem und therapeutischem Einsatz, sowie die Bereitschaft, sich aktiv mit den Limitationen und möglichen Fehlentwicklungen dieser neuen Behandlungskonzepte auseinander zu setzen.

Literatur

Aleksandrova, L. R., & Phillips, A. G. (2021). Neuroplasticity as a convergent mechanism of ketamine and classical psychedelics. *Trends in Pharmacological Sciences*, *42*(11), 929–942. https://doi.org/10.1016/j.tips.2021.08.003

Bahji, A., Vazquez, G. H., & Zarate Jr, C. A. (2021). Comparative efficacy of racemic ketamine and esketamine for depression: A systematic review and meta-analysis. *Journal of Affective Disorders*, *278*, 542–555. https://doi.org/10.1016/j.jad.2020.09.071

Bahji, A., Zarate Jr, C. A., & Vazquez, G. H. (2021). Ketamine for Bipolar Depression: A Systematic Review. *International Journal of Neuropsychopharmacology*, *24*(7), 535–541. https://doi.org/10.1093/ijnp/pyab023

Barrett, F. S., Johnson, M. W., & Griffiths, R. R. (2015). Validation of the revised Mystical Experience Questionnaire in experimental sessions with psilocybin. *Journal of Psychopharmacology, 29*(11), 1182–1190. https://doi.org/10.1177/0269881115609019

Buchborn, T., Grecksch, G., Dieterich, D. C., & Höllt, V. (2016). Chapter 79 - Tolerance to Lysergic Acid Diethylamide: Overview, Correlates, and Clinical Implications. In V. R. Preedy (Hrsg.), *Neuropathology of Drug Addictions and Substance Misuse* (S. 846–858). Academic Press. https://doi.org/10.1016/B978-0-12-800212-4.00079-0

Carhart-Harris, R. L., & Friston, K. J. (2019). REBUS and the Anarchic Brain: Toward a Unified Model of the Brain Action of Psychedelics. *Pharmacological Reviews, 71*(3), 316–344. https://doi.org/10.1124/pr.118.017160

Castellanos, J. P., Woolley, C., Bruno, K. A., Zeidan, F., Halberstadt, A., & Furnish, T. (2020). Chronic pain and psychedelics: A review and proposed mechanism of action. *Regional Anesthesia & Pain Medicine, 45*(7). 486–494. https://doi.org/10.1136/rapm-2020-101273

Drozdz, S. J., Goel, A., McGarr, M. W., Katz, J., Ritvo, P., Mattina, G. F., Bhat, V., Diep, C., & Ladha, K. S. (2022). Ketamine Assisted Psychotherapy: A Systematic Narrative Review of the Literature. *Journal of Pain Research, 15*. 1691–1706. https://doi.org/10.2147/JPR.S360733

Hartogsohn, I. (2016). Set and setting, psychedelics and the placebo response: An extra-pharmacological perspective on psychopharmacology. *Journal of Psychopharmacology, 30*(12), 1259–1267. https://doi.org/10.1177/0269881116677852

Hartogsohn, I. (2017). Constructing drug effects: A history of set and setting. *Drug Science, Policy and Law, 3*. https://doi.org/10.1177/2050324516683325

Janssen-Cilag GmbH. (2022). Fachinformation Spravato® 28 mg Nasenspray, Lösung. https://static.janssen-emea.com/sites/default/files/Germany/SMPC/DE-PL-0062.pdf?tracked

Kryst, J., Kawalec, P., Mitoraj, A. M., Pilc, A., Lasoń, W., & Brzostek, T. (2020). Efficacy of single and repeated administration of ketamine in unipolar and bipolar depression: A meta-analysis of randomized clinical trials. *Pharmacological Reports, 72*(3), 543–562. https://doi.org/10.1007/s43440-020-00097-z

Krystal, J. H., Abdallah, C. G., Sanacora, G., Charney, D. S., & Duman, R. S. (2019). Ketamine: A Paradigm Shift for Depression Research and Treatment. *Neuron, 101*(5), 774–778. https://doi.org/10.1016/j.neuron.2019.02.005

Liechti, M. E. (2015). Novel psychoactive substances (designer drugs): Overview and pharmacology of modulators of monoamine signalling. *Swiss Medical Weekly, 145*, w14043. https://doi.org/10.4414/smw.2015.14043

Luoma, J. B., Chwyl, C., Bathje, G. J., Davis, A. K., & Lancelotta, R. (2020). A Meta-Analysis of Placebo-Controlled Trials of Psychedelic-Assisted Therapy. *Journal of Psychoactive Drugs, 52*(4), 289–299. https://doi.org/10.1080/02791072.2020.1769878

Marcantoni, W. S., Akoumba, B. S., Wassef, M., Mayrand, J., Lai, H., Richard-Devantoy, S., & Beauchamp, S. (2020). A systematic review and meta-analysis of the efficacy of intravenous ketamine infusion for treatment resistant depression: January 2009 – January 2019. *Journal of Affective Disorders, 277*, 831–841. https://doi.org/10.1016/j.jad.2020.09.007

Martinotti, G., Chiappini, S., Pettorruso, M., Mosca, A., Miuli, A., Di Carlo, F., D'Andrea, G., Collevecchio, R., Di Muzio, I., Sensi, S. L., & Di Giannantonio, M.

(2021). Therapeutic Potentials of Ketamine and Esketamine in Obsessive–Compulsive Disorder (OCD), Substance Use Disorders (SUD) and Eating Disorders (ED): A Review of the Current Literature. *Brain Sciences*, *11*(7), 856. https://doi.org/10.3390/brainsci11070856

Matveychuk, D., Thomas, R. K., Swainson, J., Khullar, A., MacKay, M.-A., Baker, G. B., & Dursun, S. M. (2020). Ketamine as an antidepressant: Overview of its mechanisms of action and potential predictive biomarkers. *Therapeutic Advances in Psychopharmacology*, *10*. https://doi.org/10.1177/2045125320916657

Maucher, I. V. (2019, July 25). *Ketamin - Anwendung, Wirkung, Nebenwirkungen*. Gelbe Liste Online. Retrieved September 6, 2022, from https://www.gelbe-liste.de/wirkstoffe/Ketamin_2256

McCullough Jr., J. P. (2005). Cognitive Behavioral Analysis System of Psychotherapy (CBASP) for Chronic Depression. In *Handbook of psychotherapy integration, 2nd ed* (S. 281–298). Oxford University Press. https://doi.org/10.1093/med:psych/9780195165791.003.0013

Mertens, L. J., Koslowski, M., Betzler, F., Evens, R., Gilles, M., Jungaberle, A., Jungaberle, H., Majić, T., Ströhle, A., Wolff, M., Wellek, S., & Gründer, G. (2022). Methodological challenges in psychedelic drug trials: Efficacy and safety of psilocybin in treatment-resistant major depression (EPIsoDE) – Rationale and study design. *Neuroscience Applied*, *1*. https://doi.org/10.1016/j.nsa.2022.100104

Mion, G. (2017). History of anaesthesia: The ketamine story – past, present and future. *European Journal of Anaesthesiology | EJA*, *34*(9), 571–575. https://doi.org/10.1097/EJA.0000000000000638

Morgan, C. J. A., & Curran, H. V. (2012). Ketamine use: A review. *Addiction*, *107*(1), 27–38. https://doi.org/10.1111/j.1360-0443.2011.03576.x

Morgan, C. J. A., McAndrew, A., Stevens, T., Nutt, D., & Lawn, W. (2017). Tripping up addiction: The use of psychedelic drugs in the treatment of problematic drug and alcohol use. *Current Opinion in Behavioral Sciences*, *13*, 71–76. https://doi.org/10.1016/j.cobeha.2016.10.009

Palamar, J. J., & Acosta, P. (2020). A qualitative descriptive analysis of effects of psychedelic phenethylamines and tryptamines. *Human Psychopharmacology: Clinical and Experimental*, *35*(1). https://doi.org/10.1002/hup.2719

Passie, T., Adams, H.-A., Logemann, F., Brandt, S. D., Wiese, B., & Karst, M. (2021). Comparative effects of (S)-ketamine and racemic (R/S)-ketamine on psychopathology, state of consciousness and neurocognitive performance in healthy volunteers. *European Neuropsychopharmacology*, *44*, 92–104. https://doi.org/10.1016/j.euroneuro.2021.01.005

Sanacora, G., Frye, M. A., McDonald, W., Mathew, S. J., Turner, M. S., Schatzberg, A. F., Summergrad, P., Nemeroff, C. B., & for the American Psychiatric Association (APA) Council of Research Task Force on Novel Biomarkers and Treatments. (2017). A Consensus Statement on the Use of Ketamine in the Treatment of Mood Disorders. *JAMA Psychiatry*, *74*(4), 399–405. https://doi.org/10.1001/jamapsychiatry.2017.0080

Schenberg, E. E. (2018). Psychedelic-Assisted Psychotherapy: A Paradigm Shift in Psychiatric Research and Development. *Frontiers in Pharmacology*, *9*. https://www.frontiersin.org/articles/10.3389/fphar.2018.00733

Schmidt, T. T., & Berkemeyer, H. (2018). The Altered States Database: Psychometric Data of Altered States of Consciousness. *Frontiers in Psychology, 9*. https://www.frontiersin.org/articles/10.3389/fpsyg.2018.01028

Schmitt, A., Kulzer, B., & Hermanns, N. (2015). *German version of the GRID Hamilton Rating Scale for Depression (GRID-HAMD)*. https://doi.org/10.13140/RG.2.1.3569.0725

Schneider, F., Härter, M., & Schorr, S. (2017). *S3-Leitlinie/Nationale VersorgungsLeitlinie Unipolare Depression*. Springer-Verlag.

Ulke, Z. S., Kartal, U., Sungur, M. O., Camci, E., & Tugrul, M. (2008). Comparison of sevoflurane and ketamine for anesthetic induction in children with congenital heart disease. *Pediatric Anesthesia, 18*(8), 715–721. https://doi.org/10.1111/j.1460-9592.2008.02637.x

Veraart, J. K. E., Smith-Apeldoorn, S. Y., Spijker, J., Kamphuis, J., & Schoevers, R. A. (2021). Ketamine Treatment for Depression in Patients With a History of Psychosis or Current Psychotic Symptoms: A Systematic Review. *The Journal of Clinical Psychiatry, 82*(4). https://doi.org/10.4088/JCP.20r13459

Vollenweider, F. X., & Kometer, M. (2010). The neurobiology of psychedelic drugs: Implications for the treatment of mood disorders. *Nature Reviews Neuroscience, 11*(9), 642–651. https://doi.org/10.1038/nrn2884

Walsh, Z., Mollaahmetoglu, O. M., Rootman, J., Golsof, S., Keeler, J., Marsh, B., Nutt, D. J., & Morgan, C. J. A. (2022). Ketamine for the treatment of mental health and substance use disorders: Comprehensive systematic review. *BJPsych Open, 8*(1). https://doi.org/10.1192/bjo.2021.1061

Whittaker, E., Dadabayev, A. R., Joshi, S. A., & Glue, P. (2021). Systematic review and meta-analysis of randomized controlled trials of ketamine in the treatment of refractory anxiety spectrum disorders. *Therapeutic Advances in Psychopharmacology, 11*. https://doi.org/10.1177/20451253211056743

Wolff, M., Evens, R., Mertens, L. J., Koslowski, M., Betzler, F., Gründer, G., & Jungaberle, H. (2020). Learning to Let Go: A Cognitive-Behavioral Model of How Psychedelic Therapy Promotes Acceptance. *Frontiers in Psychiatry, 11*. https://doi.org/10.3389/fpsyt.2020.00005

Worrell, S. D., & Gould, T. J. (2021). Therapeutic potential of ketamine for alcohol use disorder. *Neuroscience and Biobehavioral Reviews, 126*, 573–589. https://doi.org/10.1016/j.neubiorev.2021.05.006

Yavi, M., Lee, H., Henter, I. D., Park, L. T., & Zarate, C. A. (2022). Ketamine treatment for depression: A review. *Discover Mental Health, 2*(1), 9. https://doi.org/10.1007/s44192-022-00012-3

Zhu, W., Ding, Z., Zhang, Y., Shi, J., Hashimoto, K., & Lu, L. (2016). Risks Associated with Misuse of Ketamine as a Rapid-Acting Antidepressant. *Neuroscience Bulletin, 32*(6), 557–564. https://doi.org/10.1007/s12264-016-0081-2

Zippo, A. G. (2011). *Neuronal Ensemble Modeling and Analysis with Variable Order Markov Models*. Ledizioni.

Mitgefühl für sich selbst. Integration von Ketamin, Hypnose und IFS – Beispiele aus der Praxis

Frauke Nees

Warum Ketamin in der Psychotherapie?

Ketamin ist ein Anästhetikum, das im Rahmen von Psychotherapie in niedrigerer Dosierung verwendet werden kann, um einen veränderten Bewusstseinszustand hervorzurufen, in dem sich Veränderungen leichter und tiefer vollziehen oder überhaupt erst möglich werden.

Je nach Dosierung führt es zu einem traum- oder tranceartigen Zustand und reduziert ängstliche, depressive und suizidale Zustände (Memon et al., 2020, Dore a. Wolfson, 2019) als auch die Symptome bei PTSD (Halstead et al., 2021). Im ambulanten Bereich kann Ketamin als Off-Label-Therapie eingesetzt werden, wenn bisherige Behandlungen erfolglos waren.

In der Arbeit mit Ketamin gestützter Psychotherapie integriere ich Hypnose, IFS (Teile-Arbeit), Traumatherapie, körperorientierte Methoden und Personzentrierte Psychotherapie, um unverarbeitete Erinnerungen zu integrieren und neue Erfahrungen zu ermöglichen. In diesem Kapitel wird beschrieben, warum sich diese Methoden für die psychotherapeutische Arbeit mit Ketamin besonders eignen und warum sie sich gut kombinieren lassen. Es wird darauf eingegangen, welche Besonderheiten bei der psychotherapeutischen Arbeit mit Ketamin zu beachten sind und wie eine Behandlung mit Ketamin durchgeführt wird. Dabei lasse ich in meiner Darstellung Patienten zu Wort kommen und liefere abschließend eine detaillierte Falldarstellung.[1]

Ob Patienten für eine Behandlung mit KAP geeignet sind, muss gründlich durch einen Psychiater abgeklärt werden. Neben körperlichen Kontraindikationen, wie z.B. schwere Herzerkrankung, würden z. B. auch eine psychotische oder eine schwere bipolare Erkrankung oder eine schwere Persönlichkeitsstörung gegen eine Behandlung mit KAP sprechen. Des weiteren findet eine, u. U. mehrere Sitzungen umfassende, psychotherapeutische Vorbereitung statt, die zu dem Ergebnis führen kann, dass für den Patienten KAP

---

[1] Meine Arbeitsweise beruht u. a. auf meiner Weiterbildung bei Phil Wolfson (Ketamine Training Center) und Gita Vaid, Veronika Gold (Polarisinsight) sowie Dr. Bob Grant und Jessica Katzman (HealingRealms Center).

nicht oder noch nicht die richtige Methode ist. Unerwünschte oder fehlende Wirkungen können folgende Gründe haben: Eine ungenügende psychiatrische Abklärung, ungenügende psychotherapeutische Vorbereitung, unzureichende therapeutische Begleitung während des Prozesses oder ungenügende Ausbildung der begleitenden Psychotherapeuten im Umgang mit veränderten Bewusstseinszuständen oder sich evtl. zeigendem traumatischem Material.

Ketamin erhöht die neuronale synaptische Konnektivität sowie die Neuroplastizität (Brouwer a. Carhart-Harris, 2021; Lepow, Yehuda et al., 2021; Olson, 2018, Aleksandrova a. Philips, 2021). Plastizität heißt, wörtlich übersetzt, Formbarkeit. In diesem Zeitfenster erhöhter Neuroplastizität sowie erhöhter Sensibilität für Einflüsse von außen können therapeutische Prozesse wie Verarbeitung von Traumata stattfinden. Die erhöhte Vulnerabilität und Offenheit in diesem veränderten Bewusstseinszustand, die Voraussetzung für den Veränderungsprozess ist, erfordert seitens des Psychotherapeuten besondere Sensibilität, Fertigkeiten und Verantwortung. Das Erleben in diesem Bewusstseinszustand ist theoretisch nicht zu vermitteln, weshalb es sinnvoll ist, in der Weiterbildung von Psychotherapeuten für KAP, die Erfahrung mit der Substanz in der begleiteten sowie begleitenden Rolle selbst zu machen.

Das Gehirn hat die angeborene Fähigkeit, sich nach Traumata neu anzupassen und sich selbst zu heilen, wenn entsprechende Bedingungen gegeben sind. Methoden, die Neuroplastizität herstellen, sind neben Ketamin gestützter Psychotherapie auch Kunsttherapie, Neurofeedback oder Sensomotorische Psychotherapie (Harricharan, 2022). Traumatische Erfahrungen beeinträchtigen die Fähigkeiten, sensorische Information (von innerhalb und außerhalb des Körpers) zu verarbeiten. Dadurch kommt es zu Schwierigkeiten in höheren mentalen und kognitiven Prozessen, die für das Lernen von neuen Fertigkeiten und Aufbrechen von Gewohnheiten erforderlich sind. Diese sog. exekutiven Funktionen dienen der Selbstregulation sowie der Handlungsplanung und Umsetzungskompetenz, der Selbstmotivation und Willensstärke. Neuroplastizität führt zu einem größeren Stress-Toleranz-Fenster. Erst dieser Zustand von Sicherheit ermöglicht die Weiterleitung von sensorischer Information über Hirnstamm und Insula zum präfrontalen Kortex, zur Integration und damit dem Funktionieren dieser für eine befriedigende, eigenständige Lebensführung notwendigen höheren mentalen und kognitiven Prozesse (Harricharan, 2019).

Nach Brouwer und Carhart-Harris (2021) kommt es unter Psychedelika zu einem kurzzeitigen Bewusstseinszustand von Hyperplastizität, der gekennzeichnet ist durch Instabilität, in der das System empfindlicher für Kontextbedingungen wird. Dadurch sei schnelles und tiefes Lernen und damit Veränderung möglich. Erhöhte Plastizität bei andauernden widrigen Umgebungsvariablen führe demnach zu Pathologie. Um positive Veränderungen zu bewirken, werde der kurzzeitige hyperplastische Zustand in der von Psychedelika gestützten Psychotherapie gezielt genutzt, indem großer Wert gelegt wird auf entsprechende sichernde, mitfühlende, haltgebende Kontextbedingungen.

Olson (2018) beschreibt in seiner Untersuchung sog. Psychoplastogene, zu denen u. a. Psychedelika und Ketamin gehören, die in der Lage sind, Neuroplastizität rasch zu fördern. Psychoplastogene schaffen demnach Möglichkeiten für neues Lernen durch kortikales Re-Mapping: Der Angstkreislauf wird umgestaltet und es wird lang anhaltende Veränderung bewirkt, die über die akute Wirkung der Droge hinausgeht.

Dies könne dazu beitragen, das Gehirn neu zu verknüpfen und eine neue Kommunikation im Gehirn zu fördern.

Durch die Gabe von Ketamin im Rahmen von Psychotherapie können Verhaltensmuster und Glaubenssätze verändert werden, das Einnehmen einer neuen, positiven Perspektive wird möglich. Es fällt Patienten leichter, sich zu öffnen. Patienten berichten oft von einem Gefühl von Leichtigkeit, Dankbarkeit, Verbundenheit und Zugehörigkeit und einer Besinnung darauf, was ihnen im Leben wirklich wichtig ist. Herausfordernde Situationen können gelassener betrachtet werden. Patienten empfinden oft mehr Energie und Motivation, etwas zu verändern. Sie berichten, sich oft mehr mit sich selbst verbunden zu fühlen und mehr Klarheit, Ruhe, Gelassenheit, Zuversicht, Offenheit und Neugier sowie mehr Mitgefühl für sich selbst und andere zu empfinden.

Was erleben Patienten während der Infusion? Was wird in einem veränderten Bewusstseinszustand erlebt?

Jede Sitzung verläuft anders, jeder Patient reagiert unterschiedlich und braucht auch etwas anderes. Manche Patienten beschreiben den Zustand als friedvolle Ruhe und Sicherheit. Es gebe darin entweder keine negativen Emotionen, oder diese zögen wie Wolken vorbei, die man loslassen kann. Der unruhige Geist mit vielen Gedanken und Kommentaren komme zur Ruhe, viele können das erste Mal einen Zustand wie in der Meditation empfinden, mit dem Erleben reiner Präsenz und Leere. („Ich konnte über nichts nachdenken. Der Kopf war leer. Einfach sein. Ich musste fast weinen, weil ich mich so befreit fühlte.“) Viele Patienten können in diesem Zustand seit langer Zeit zum ersten Mal wieder loslassen und entspannen, sich neu, anders erleben und sich mit ihrem wahren Selbst verbunden fühlen. Das gibt vielen Patienten Hoffnung und Motivation. Traumatisches Material kann in metaphorischen Bildern auftauchen, verarbeitet und losgelassen werden. Das kann für jemanden, der noch keine Erfahrung mit Ketamin hat, zunächst verunsichernd oder verstörend sein, weshalb eine gute Vorbereitung, Begleitung und Nachbearbeitung sowie eine vertrauensvolle und unterstützende Beziehung zwischen Patient und Therapeut wesentlich sind. Musik kann den Prozess oft unterstützen, führt dazu, sich geerdet, verbunden und im Fluss zu fühlen.

Ein Patient mit schwerer Depression und Alkoholabusus, der nach einem Suizidversuch zur 2,5-wöchigen Intensivbehandlung kam, sagte nach 2 Wochen: „Ich bin nicht schuld. Ich bin es wert, geliebt zu werden. Ich bin liebenswert." Nach der Behandlung konnte er die vermehrte Energie und Motivation nutzen und das Erlebte transferieren. Er nahm konkrete Veränderungen in seinem Alltag vor, konnte sich beruflich und privat besser durchsetzen, nahm beruflich eine Position mit mehr Verantwortung an und konnte sein Potential entfalten. Auch ein Jahr nach der Behandlung war er nicht mehr depressiv.

Manchmal kommt es zu sehr starken positiven Gefühlen, auch gegenüber dem Therapeuten. Hier muss die positive Übertragung selbstverständlich dem veränderten Bewusstseinszustand zugeordnet werden.

In KAP-Sitzungen, die schwierig und herausfordernd sind, wie in jeder anderen Therapie, muss sich der Patient darauf verlassen können, dass der Therapeut mit starken, emotionalen und auch körperlichen Zuständen sicher umgehen kann.

Hypnose

In der Hypnotherapie wird der Zustand von Trance therapeutisch genutzt.

Was ist anders, wenn wir in Trance sind?

Es kommt zu veränderter Realitätsorientierung, rezeptiver Aufmerksamkeit, veränderter Körperwahrnehmung, Zunahme der Imaginationsaktivität, Trancelogik (z. B. man kann unter Wasser atmen), veränderter Zeitwahrnehmung, erhöhter Suggestibilität und erhöhter Emotionalität.

Bongartz (2000) führt als Argument für die therapeutische Verwendung von Trance die Studien der Anthropologin Bourguignon auf, die 1973 feststellte, dass „bei 90% der Kulturen Tranceritua le institutionalisiert sind bzw. waren, also einen festen Platz im sozialen Leben (…) haben bzw. hatten." (Bongartz, 2000, S. 35) Sie sieht „die Verwendung von Trance als

Mittel zur Reduktion seelischer Belastungen und damit zur Verhütung psychischer Erkrankungen (…), sozusagen als psychohygienische Prophylaxe (Bongartz, 2000, S. 35).“

Warum eignet sich Hypnotherapie in der psychotherapeutischen Arbeit mit Ketamin? Welche Ähnlichkeiten gibt es?

Der veränderte Bewusstseinszustand durch Ketamin und Psychedelika ist ein tranceartiger Zustand. Er kann zu einer Verringerung negativer, immer wiederkehrender, selbstbezogener Gedanken führen. Abwehr und Vermeidung sind reduziert. Es kann ein spontaner, selbstorganisierter Heilungsprozess stattfinden.

Nach Erickson (1993) finden psychische Prozesse unter Hypnose außerhalb des unmittelbaren Bewusstseinsbereichs statt, sind vom Bewusstsein dissoziiert. In der Hypnotherapie wird Dissoziation gefördert. Das führt dazu, gewohnte bewusste Einstellungen außer Kraft zu setzen, so dass unbewusstere Reaktionsebenen zum Ausdruck kommen. Es entsteht ein Zustand von „Nicht-Wissen und Nicht-Tun …welche die Quintessenz der Trance-Erfahrung darstellt (Erickson u. Rossi, 1993, S. 44)“. In der therapeutischen Trance werden die Beschränkungen der eigenen gewohnten Denkschemata und Glaubenssysteme vorübergehend aufgehoben, der Patient wird offen für kreative Problemlösungen, und unerkannte Potentiale werden zugänglich. In der Trance kann durch das Ausblenden der gewohnten Bewusstseinsinhalte auch ein Erleben des reinen Gewahrseins entstehen, das Erickson und Rossi mit spirituellen Erfahrungen gleichsetzen. Nach Schmidt (8.10.2022, persönliche Kommunikation) sind „viele Erfahrungen, die man mit Ketamin und anderen psychoaktiven Substanzen machen kann, gar nicht sinnvoll verstehbar und nutzbar ohne diesen Aspekt der Spiritualität.“ Mystische Erfahrungen kommen häufig in Beschreibungen von Patienten unter dem Einfluss von Ketamin vor. Rothberg et al. (2021) konnten in ihrer Untersuchung mit alkoholabhängigen Patienten zeigen, dass die mystische Erfahrung für ein positives Behandlungsergebnis entscheidend ist.

Für die Heilung sind Muster-Unterbrechungen wesentlich, bei denen eine Reorganisation der eigenen Erlebniswelt, Erfahrung, Gedanken, Einsicht und der Erinnerungen stattfindet und ein Perspektivenwechsel vollzogen wird.

Hier zeigen sich Ähnlichkeiten zwischen dem Konzept der oben beschriebenen Neuroplastizität beim Einsatz von Psychedelika und dem Heilungsprozess unter Hypnose.

Systemische Arbeit mit Persönlichkeitsanteilen: Internal Family System (Schwartz): IFS

Schwartz (2020) geht in seinem Modell des IFS davon aus, dass wir verschiedene, z. T. widersprüchliche Seiten, verschiedene Persönlichkeitsanteile haben (Multiplicity of Mind) sowie das Selbst. Schwartz (2021) beschreibt das Selbst als „Essenz“, als das authentische Selbst, das wir sind, wenn wir nicht mit den inneren Anteilen identifiziert sind.

Die einzelnen Anteile werden identifiziert, ihre Intention, Bedürfnisse und Motivation verstanden. In IFS sind sogenannte „Verbannte“ jüngere, verletzte Anteile (Holmes, 2007). Sie wurden isoliert, um das System davor zu schützen, mit Schmerz und Angst überflutet zu werden. Die beschützenden Anteile werden in dem Modell „Manager“ und „Feuerbekämpfer“ genannt.

In der IFS-Therapie finden durch die Herstellung der Beziehung zwischen Selbst und verletzten Anteilen heilende Prozesse statt. Es entsteht Mitgefühl für sich selbst. Die einzelnen Anteile fühlen sich vom eigenen Selbst gesehen und verstanden und können von ihren extremen Haltungen entlastet werden. Ähnlich der Bindungsbasierten Psychotherapie (Brisch, 2015), jedoch hier mit inneren Anteilen, wird die Bindung zwischen Selbst und inneren Anteilen gestärkt.

Im Verlauf des Prozesses werden verletzte jüngere Anteile, die oft in der Vergangenheit festsitzen, in der Imagination befreit und in die Gegenwart oder an einen sicheren Ort gebracht (Retrieval). Zusätzlich wird in der Imagination für den verletzten Anteil das getan, was in der damaligen Situation für ihn wichtig gewesen wäre und was er gebraucht hätte (Re-do). Dieser Prozess ist der Arbeit mit der Vergangenheit innerhalb der Hypnotherapie ähnlich, in der sich z. B. Erwachsenen- und Kind-Ich begegnen. Aus dem Trauma resultierende, überkommene Überzeugungen, Emotionen und Körperempfindungen können losgelassen werden (Unburdening), und die ursprünglichen Qualitäten der Anteile können wieder zu eigen gemacht werden (Call in qualities). Ziel ist die sichere Bindung zwischen Selbst und Anteilen sowie zwischen den Anteilen herzustellen.

Unter dem Einfluss von Ketamin sind beschützende Anteile entspannter

Unter dem Einfluss von Ketamin zeigt sich oft, wenn genügend Vorbereitung stattgefunden hat, dass die „Beschützer“ („Protectors“), die schmerzhafte Erinnerungen und erneute Verletzung vermeiden wollen, entspannter

sind. Wenn der Patient mit diesen nicht identifiziert sind, kann ein Zustand von Offenheit, Verbundenheit, Ruhe, Klarheit und Zuversicht eintreten, dann sind wir in unserem Selbst.
Das, was in der damaligen Situation, in der keine andere Hilfe und Unterstützung zur Verfügung stand, das Überleben ermöglicht hat, steht später im Leben oft im Weg und verhindert neue Erfahrungen und damit Veränderung. Das Modell pathologisiert nicht, sondern erklärt Symptome als notwendige Anpassungsleistung an schwierige Bedingungen.

Oft ist nach der Ketamininfusion das Arbeiten mit den inneren Anteilen einfacher, weil die schützenden Anteile entspannter sind und das Selbst präsenter ist.

Tragend für den therapeutischen Prozess ist eine von Neugier, Offenheit, Klarheit und Mitgefühl geprägte Haltung des Therapeuten gegenüber dem Patienten, wodurch der Patient lernt, diese Haltung gegenüber seinen eigenen inneren Anteilen einzunehmen. Wenn der Therapeut in seinem Selbst (nicht identifiziert mit inneren Anteilen ist), kann er den für den vulnerablen Zustand des Patienten notwendigen sicheren Rahmen bieten, wodurch diese ihren verschiedenen Persönlichkeitsanteilen mit mehr Mitgefühl begegnen können.

In der Hypnotherapie wird die Beziehung zu sich selbst z. B. durch die von Walter Bongartz (2000) entwickelten Techniken wie Ressourcenmatrix, Hypnotischer Begleiter und Andere Persönlichkeit gestärkt.

Liebe und Mitgefühl für sich selbst

Für sich selbst, für die eigenen Bedürfnisse sorgen können, Mitgefühl für sich selbst, sich verwöhnen, es sich gut gehen lassen, sich das Träumen erlauben ist für viele Patienten nicht oder nur schwer möglich. Es gibt innere Anteile, für die es gefährlich ist, die eigenen Sehnsüchte und damit sich selbst wahrzunehmen, weil dann auch der Schmerz gespürt wird. Indem man den eigenen Träumen, Sehnsüchten sowie Kreativität und Intuition Raum gibt, kommt man in Verbindung mit sich selbst. Es stärkt das Erleben von Sicherheit und erhöht die Selbstwirksamkeit. Sich mit dem zu beschäftigen, was einen inspiriert, bringt in Bewegung und die daraus gewonnene Kraft und Energie ist wichtig für Veränderungsprozesse.

Oft haben therapeutischen Prozesse viel Schwere. Umso wichtiger ist es, sowohl für Patienten als auch für Therapeuten, Dinge zu tun, die ihnen Freude bereiten und mindestens genauso viel Zeit darauf zu verwenden, sich zu verwöhnen, zu spielen, zu tanzen, zu schwimmen, zu singen, zu trommeln und kreativ zu sein, um sich lebendig zu fühlen und die Erforschung und Entwicklung der eigenen Identität zu unterstützen.

Trauma

In der psychotherapeutischen Arbeit mit Ketamin können traumatische Erfahrungen oft leichter verarbeiten werden. Durch das erweiterte Stress-Toleranz-Fenster sind Emotionsregulation und kognitive Restrukturierung möglich.

Bei der Beschäftigung mit Traumata stehen oft sexueller Missbrauch und körperliche Gewalt im Vordergrund, weniger offensichtlich sind emotionaler Missbrauch und (emotionale) Vernachlässigung. Traumatisch auswirken kann sich nicht nur, dass etwas passiert ist, was nicht hätte sein sollen, sondern auch, dass etwas, das hätte sein sollen, nicht geschah.

Für die Entstehung einer sicheren Bindung, so betont Brisch (2015), ist die Co-Regulation von affektiver Erregung durch eine feinfühlige Bindungsperson von besonderer Wichtigkeit. Es braucht sprachliche und affektive Interaktion, reziproken Wechsel in der Interaktion und Kommunikation, feinfühlige Berührung und Blickkontakt mit gelungener Affektabstimmung, damit Kinder Selbstwirksamkeit, Selbstwertgefühl, ein stabiles Gefühl für ihre Identität, Beziehungsfähigkeit, Frustrationstoleranz und emotionale Stabilität entwickeln und sich innerlich lebendig, kreativ und verbunden fühlen können. Defizite in der Beziehung führen dazu, dass Kinder dissoziieren (einfrieren oder erschlaffen), um sich vor überwältigenden Gefühlen von Panik und Angst zu schützen und emotional zu überleben.

Das ICD-11 diagnostiziert die komplexe Posttraumatische Belastungsstörung (KPTBS) als Folge von sich wiederholenden oder langandauernden traumatischen Ereignissen. Es handelt sich meist um Formen zwischenmenschlicher Gewalt und/oder auch emotionaler Vernachlässigung. Neben den Symptomen der PTBS ist die KPTBS durch anhaltende und tiefgreifende Probleme der Emotionsregulation, negative Selbstwahrnehmung und Beziehungsstörungen gekennzeichnet.

Von emotionalem Missbrauch und Vernachlässigung in der Kindheit Betroffene empfinden oft tiefe Scham und Schuldgefühle, empfinden sich als nicht liebenswert, nicht gut genug, nicht richtig oder als zu viel. Sie entwickeln oft sehr selbstdestruktive, autoaggressive Anteile: „Es darf mir nicht gut gehen.“, „Ich habe keine Lebensberechtigung.“ In dysfunktionalen Familien mussten sie als Kinder oft erleben, dass es nicht um sie ging. In desorganisierten Eltern-Kind-Beziehungen fühlt sich das Kind nicht gesehen, nicht erkannt und nicht beschützt, nicht unterstützt und kann darum nur sehr erschwert seine eigene Identität entwickeln.

Typischer Ablauf von Ketamin-gestützter Psychotherapie

Zu Beginn wird der Patient im Gespräch mit dem Facharzt u. a. über Indikation, Kontraindikation, Medikamenteneinnahme, Risiken, Behandlungsalternativen und Ketamin als Off-Label Therapie aufgeklärt.

Im Vorgespräch mit dem behandelnden Psychotherapeuten wird vertieft besprochen, wie Ketamin auf der Erlebensebene wirkt und die Erwartungen, Ziel und Anamnese, Psychoedukation, evtl. Kooperation mit bestehendem PsychotherapeutIn besprochen. Evtl. wird der PartnerIn oder die Familie mit einbezogen. Ein typischer Behandlungsablauf mit 6 KAP-Sitzungen umfasst:

- Arztgespräch
- Vorgespräch mit behandelndem Psychotherapeuten
- Vorbereitung der KAP-Sitzungen: 1–3 Doppelsitzungen
- 1. KAP-Sitzung (Dauer: 2–3 Stunden, die Infusion selbst ca. 40 Minuten)
- PT (eine oder mehrere)
- 2. KAP-Sitzung
- PT (eine oder mehrere)
- 3. KAP-Sitzung
- PT (eine oder mehrere)

usw.

- Abschlusssitzung (Transfer in den Alltag, konkrete Veränderungen planen, evtl. Weiterbehandlung)

Vorbereitung

Es bedarf einer guten Vorbereitung für die KAP-Sitzungen, damit die Patienten sie sich sicher fühlen und Vertrauen in die Beziehung zum Psychotherapeuten haben, um die volle/tiefere Wirkung nur entfalten kann.

Die Techniken für die Vorbereitung werden in den Sitzungen zwischen den KAP-Sitzungen wieder aufgegriffen und vertieft.

Bottom-up-Techniken

Mit den Patienten werden verschiedene Bottom-up-Techniken wiederholt eingeübt, die auf die Beruhigung bzw. Aktivierung des dysregulierten Nervensystems abzielen. In der Polyvagaltheorie beschreibt Porges (2017) die Bedeutung der somatischen Wahrnehmungsfähigkeit als Grundvoraussetzung für die Fähigkeit zur körperlichen Interaktion wie Aufmerksamkeit, Spiegeln, Resonanz und Impulse. Die Übungen zur Interozeption, wie z. B. von Deb Dana (2019) oder Linda Thai (2020) beschrieben, dienen der Aktivierung des Parasympathikus, was zur Beruhigung führt. Die Patienten lernen, sich selbst zu spüren und zu regulieren. Dazu gehören: Atemtechniken wie langsames, langes Ausatmen, Klopftechnik, bilaterale Stimulation u. v. m.

Die Interventionen auf körperlicher Ebene haben zum Ziel, dass Patienten sich sicher fühlen können, und dabei einen optimalen Energielevel innerhalb des Stress-Toleranz-Fensters herzustellen, der erlaubt, innere und äußere Informationen wahrzunehmen, zu verarbeiten, zu analysieren und zu integrieren. Das Frontalhirn ist online und der Patient ist fähig, Perspektivenwechsel zu vollziehen sowie eine Verbindung zu sich und anderen herzustellen. Er kann besser mit unterschiedlicher emotionaler Erregung umgehen, ohne dass das Nervensystem zu einem der beiden Extrembereiche hin ausschlägt. Damit werden Lernprozesse und der Zugang zu eigenen Ressourcen möglich.

Ziel der Atemübungen ist außerdem, sich in schwierigen Momenten auf den therapeutischen Prozess einlassen zu können, und mit Unterstützung des Therapeuten durch den Prozess durchzugehen.

Am Anfang der Therapie wird besprochen, ob der Patient möchte, dass er am Arm berührt oder an der Hand gehalten wird. Die Einwilligung kann jederzeit widerrufen werden.

Hypnose

Hypnose wird in der KAP-Sitzung sowohl zur Entspannung eingesetzt als auch in der Vorbereitungssitzung, um erste Erfahrungen mit Trance-Zuständen zu bekommen. Die Imaginations- und Trancefähigkeit wird dabei trainiert. Die Erfahrung zeigt, dass Patienten, die bereits geübt sind in Hypnose, Imaginationsreisen, Meditation oder ähnlichen Verfahren sich besser auf den veränderten Bewusstseinszustand einlassen und loslassen können. Durch Hypnose und IFS wird auch willentliche Dissoziation geübt, was wiederum eine Voraussetzung für tiefere Trance ist. Die gelernten und geübten Fertigkeiten führen zu mehr Kompetenzerleben und Selbstwirksamkeit.

Die Ressourcenmatrix von Bongartz (2000) sowie weitere Hypnose-Techniken werden zur Vorbereitung oder auch zur Vertiefung während einer KAP-Sitzung eingesetzt. Durch die Ressourcenmatrix werden frühere, positive Erfahrungen aus wesentlichen Lebensbereichen aktiviert, die identitätsbildend sind und das Leben lebenswert machen. In der Imagination wird ein Erlebnisrahmen geschaffen, in dem sich der Patient gesund, stark und kompetent erlebt, mit anderen interagieren kann, und damit handlungsfähiger wird. Die Beziehung zu sich selbst wird gestärkt. Er hat damit nicht nur Zugang zu seinen Ressourcen, sondern auch zu seinen Werten, seiner Identität und letztlich zu seinem Selbst.

IFS

In der Vorbereitung wird gefragt, ob es innere Anteile gibt, die Bedenken oder Einwände bzgl. der KAP-Sitzung haben. Die Anteile, die Befürchtungen haben und vor schmerzhaften Erfahrungen schützen wollen, müssen sich gesehen und verstanden fühlen, bis sie wirklich ihre Einwilligung geben, um so ein Blockieren der Erfahrung oder Gegenreaktionen zu vermeiden. Es geht darum, Konsens im inneren Team auszuhandeln, um alle Anteile mit an Bord zu haben. Manchmal braucht das viel Zeit, bis der Patient mit seinen Anteilen bereit ist, sich auf die Erfahrung einzulassen.

Nach der KAP-Sitzung

Mit den Patienten muss besprochen werden, dass der Zustand erhöhter Sensibilität und Vulnerabilität über Stunden oder Tage anhalten kann, auch wenn das Medikament nicht mehr im Körper ist. Es wäre ideal, sich frei zu nehmen und den besonderen, offenen Bewusstseinszustand zu nutzen, um zu schreiben, zu malen, Zeit zu haben, in der Natur zu sein, sich mit sich und dem Körper zu verbinden, Yoga zu machen, zu meditieren. Auch ist es hilfreich zu überlegen, mit wem man die Erfahrung teilen kann oder möchte, mit wem eher nicht, und welche Personen wenn nötig unterstützen können.

Beziehung zum Therapeuten

Brisch (2015) betont, dass keine Therapieform wirklich hilfreich sein kann für einen Patienten, wenn er sich in der Beziehung zum Therapeuten nicht sicher fühlt. Porges (2017) betont die Wichtigkeit des freundlichen Gesichtsausdrucks des Therapeuten, des warmen Tons der Stimme sowie Gestik und Körperhaltung, die das Nervensystem des Patienten positiv beeinflussen. Körperliche Zustände können durch das Einlassen auf andere Menschen positiv beeinflusst werden. Co-Regulation kann jedoch nur in einem sicheren Kontext stattfinden. Vertrauen kann nicht vorausgesetzt werden, sondern entsteht durch erlebte Erfahrung über Zeit. Ziel ist es, sich sicher zu fühlen, um sich mit Offenheit und Neugier auf den Prozess einlassen zu können.

Man braucht Mut und Zuversicht, sich mit Gefühlen und Themen zu konfrontieren, die einst abgespalten werden mussten, um überleben zu können.

Sich in der Beziehung mit dem Therapeuten sicher genug zu fühlen, macht es möglich, traumatische Erfahrungen zu verarbeiten und verletzte Anteile zu integrieren. Neue Erfahrungen können gemacht und neue Einsichten gewonnen werden, um sich schließlich wieder verbunden zu fühlen mit sich, seinem Körper, anderen und der Welt.

Was passiert während der KAP–Sitzung?

Vor der Infusion werden mit dem Patienten Intention und Ziel für die jeweilige Sitzung geklärt. Diese Planung dient nur als ungefähre Zielsetzung und als Rahmen, da der Patient sich während der Sitzung gleichzeitig mit einer offenen Haltung einfach darauf einlassen können soll, was kommt.

Zu Beginn wird der Patient nach seiner heutigen Intention gefragt, ein Gedicht verlesen, Musik gespielt und eine Entspannungshypnose durchgeführt; alles mit dem Ziel, einen Rahmen zu schaffen und sich für den Prozess sicher zu fühlen.

Während der Infusion begleitet und unterstützt der Psychotherapeut den Patienten in seinem sich entfaltenden Prozess. Es gibt keinen festen Ablauf. Jeder Patient reagiert anders und braucht etwas anderes. Die Haltung des Therapeuten ist offen und neugierig.

Manche Patienten sprechen gar nicht und sind ganz nach innen gerichtet. Man muss die Balance finden, einerseits den Prozess nicht zu stören, und andererseits dem Patienten nicht das Gefühl zu vermitteln, allein gelassen zu sein. Wenn nötig, greift der Therapeut ein, unterstützt aktiv und leitet den Prozess. Er ist feinfühliger Zeuge des Prozesses, in dem der Patient sich gesehen und verstanden fühlt. Der Therapeut „hört" mit seinem gesamten Körper und geht in Resonanz, um den sich entfaltenden Prozess in der Tiefe zu begreifen. Wie im Personzentrierten Ansatz, folgt der Therapeut non-direktiv, aufmerksam, präsent und mitfühlend und schafft den Rahmen und die Bedingungen, unter denen die Selbstheilungskräfte und der Prozess sich entfalten können. Trauma geschieht meist zwischen Menschen und ist geprägt von Isolation und Abgetrenntheit. Heilung braucht Beziehung, um sich wieder verbunden zu fühlen.

Während der Therapeut den Prozess des Patienten aufmerksam begleitet, ist er gleichzeitig verbunden mit sich selbst, um sich möglicherweise eigene aktivierte Anteile bewusst zu machen.

Falls Patienten Einsichten äußern oder davon erzählen, was gerade passiert, macht sich der Psychotherapeut Notizen, da der Patient dies nicht unbedingt oder nicht alles erinnern kann, um es in der Sitzung danach zusammen mit dem Patienten wieder zu aktivieren und damit arbeiten zu können.

Körper

Manchmal zeigen und lösen sich während der Sitzung körperliche Spannungen und Blockaden, die somatische Manifestationen der Traumata darstellen. Diese körperlichen Spannungen sind zum eigenen Schutz und zur Verteidigung entstanden. Der Therapeut begleitet und unterstützt diesen Prozess verbal oder auch mit Tönen, Berührung, Atmung. Die Bewegungsimpulse können für den Patienten befremdlich wirken, deshalb muss er ermutigt werden, diese Impulse, Energien und Empfindungen körperlich ins Fließen zu bringen. Um ein Gefühl für diese Prozesse zu entwickeln, kann z. B. das Berühren mit einer schwingenden Stimmgabel den Patienten in Kontakt mit diesem Körpererleben bringen und ihm helfen, die Bewegungen zu initiieren. Manchmal braucht der Patient einen äußeren Widerstand, um die spontanen Bewegungen in ihrer Ausführung spüren zu können.

Diese Techniken aus der Sensomotorischen Psychotherapie, Somatic Experiencing (SE, Levine) oder anderen Körperpsychotherapien unterstützen auf diese Weise aktiv die Verarbeitung des Traumas auf körperlicher Ebene. Diese Bewegungsimpulse nicht zu ignorieren oder zu unterdrücken, sondern sie wahrzunehmen, zu erlauben, ist ein wichtiger Aspekt der Therapie. Der Körper wird dabei unterstützt, die Bewegungen auszuführen, die der Körper seit dem Erleben des Traumas machen möchte, und seinem natürlichen Prozess zu folgen. In der Regel resultieren diese Impulse aus dem Wunsch, sich in der damaligen traumatischen Situation zu schützen, wegzurennen oder zu kämpfen. In der Therapie wird durch die Erfahrung hindurchgegangen, um den damals unterbrochenen Prozess zu Ende bringen.

Der Therapeut begleitet und unterstützt den Prozess mit einfühlsamer Präsenz. Der Patient kann somit eine Erfahrung der Sicherheit und eines emotionalen Kontakts erleben. Eine Erweiterung des Gewahrseins, die hilft, Gefühle und Erinnerungen auf körperlicher Ebene zu prozessieren.

Es ist für den gesamten Prozess von Vorteil, wenn die Patienten parallel durch Körpertherapien und Übungen wie SE, Hakomi, Somatic Embodiment and Regulation Strategies (Linda Thai), TRE Tension and Trauma Releasing Exercises-Methoden (David Berceli) auf körperlicher Ebene arbeiten. Bessel van der Kolk unterstreicht immer wieder die Wichtigkeit, dem Körper die fundamentale Erfahrung zu ermöglichen, sich als lebendig zu erleben und damit die gegenteilige Erfahrung von Hilflosigkeit, Wut und Kollaps infolge traumatischer Erfahrungen ganz real im Hier und Jetzt zu erleben. Dazu gehört, mit Spaß und Lust (wieder als Gegenteil von Aversion und Angst) z. B. durch Yoga, Sport und Tanz die Beziehung zum eigenen Körper zu stärken und körperliche Tätigkeiten auszuwählen, die man wirklich mag. Besonders die Wellen- oder Schlangenbewegungen im afrikanischen und brasilianischen Tanz sowie im Bauchtanz und Salsa, die alles in Fluss und in Bewegung bringen, können sehr wirksam sein. Sie helfen dabei, den Abwehrpanzer aufzulösen und den eigenen Körper zu spüren und zu genießen.

Integration

Danach werden die während der Infusion gemachten Erfahrungen in Form von Bildern, neuen Einsichten und körperlichen Erfahrungen integriert. Welche Bedeutung hat das Erlebte für den Patienten? Inwiefern verändern neue Einsichten und Perspektiven konkret das tägliche Leben?

Der Therapeut macht Unterschiede z. B. in der Selbstwahrnehmung und im Selbstbild bewusst und sichtbar, weil diese vom Patienten manchmal „übersehen", vergessen und schnell wieder von der Fülle der Anforderungen des Alltags zugedeckt werden. Obwohl die Patienten eine tiefe Erfahrung gemacht haben, kehren sie in ihre vorherige Umgebung zurück und laufen dann Gefahr, wieder in alte Muster zu fallen. Die Patienten haben sich selbst neu und anders erlebt und hatten Zugang zu gesunden Anteilen. Dies muss in den folgenden Tagen bestärkt und wiederholt werden.

Meistens fühlen sich die Patienten nach den KAP-Sitzungen leichter und zuversichtlicher. Das erlebte Gefühl von Verbundenheit gibt ihnen ein auch Gefühl von Sicherheit, sie stehen auf festerem Boden, auf den sie nun aufbauen können.

Manchmal kann es auch hilfreich sein, Partner und Familienmitglieder miteinzubeziehen und sich mit dem parallel behandelnden Psychotherapeuten auszutauschen, der die Therapie fortführt.

Mit dem Patienten wird besprochen, woran er weiterarbeiten möchte und was er für die Zeit nach der Sitzung sowie vor der nächsten Sitzung braucht. Hierbei ist es wichtig, sich täglich Zeit zu nehmen, um mithilfe von Notizen und Musik die Erfahrung und wertvolle Einsichten wieder zu aktivieren, zu festigen und weiter zu prozessieren (s. o.).

Das Arbeiten mit schweren Themen und Traumata ist nur ein Teil der Psychotherapie. Durch das Entwickeln von Mitgefühl für sich selbst (wie z. B. in IFS durch den Aufbau einer Beziehung zwischen Selbst und den verletzten Anteilen) werden die eigentlichen, ursprünglichen Bedürfnisse wieder deutlicher und spürbarer. Zu diesen gehören Spielfreude, Kreativität, Bewegung, gute Beziehungen, Freunde, sinnstiftende Arbeit, etc. Diese Entwicklung ist zentraler Bestandteil des Heilungsprozesses – und des Mensch-seins überhaupt. Man kann es auch so formulieren: wenn das „innere Kind" gerettet und getröstet wurde, möchte es wieder spielen, rennen, toben, malen, singen, tanzen, etc.

Das gilt genauso für den Psychotherapeuten. Was den Patienten gut tut, tut auch den Psychotherapeuten gut, und umgekehrt. Dazu gehört, dass wir auch Spielfreude, Kreativität, Spaß an Bewegung, Verbundenheit mit dem Körper etc. in unserem Leben verwirklichen. Nur wenn der Therapeut selbst stabil, stark und mit sich verbunden ist, kann er diesen Raum schaffen, und nur dann ist auch er geschützt.

Für jeden Patienten sind die Erfahrungen in dem veränderten Bewusstseinszustand unterschiedlich. Das hängt auch davon ab, welche Vorerfahrungen dieser hat.

Beispiele: Eine Patientin mit jahrelanger Erfahrung in Yoga und Atemtechniken hat über die Dauer der gesamten Sitzung tief und lange mit Ton ausgeatmet, was sie als heilend empfunden hat.

Bei einem Patienten – Psychotherapeut, ausgebildet in Katathymem Bilderleben – konnte sich während der Infusion der Prozess in Bildern und Metaphern entfalten und auch auf dieser Symbolebene prozessiert werden.

Ein Patient, der sexuelle Übergriffe erlebt hat, hat in der Erfahrung mit seiner Hand die Hand des Angreifers immer wieder weggeschlagen.

Ein anderer Patient, der während des Prozesses in einer Unterwasserwelt tauchte, imaginierte spontan Begleiter und Beschützer, die auf ihn aufpassten und seine plötzlich auftauchende, für ihn toxische Ex-Freundin auffraßen.

Eine Patientin mit komplexer posttraumatischer Belastungsstörung konnte keine Verbindung zu ihren verletzten Anteilen herstellen. Sie war jedoch sehr mitfühlend und feinfühlig im Umgang mit ihrem eigenen Pferd. Die Fürsorge für das Pferd konnte mit Hypnose unter Ketamin auf das verletzte innere Kind übertragen werden.

FALLBESCHREIBUNG[2]

Im Folgenden möchte ich den Prozess einer Patientin konkret schildern. Sie war während der Ketamininfusion immer wieder von Wellen des Weinens und des Schmerzes ergriffen, an die sich Momente von großer Klarheit und

---

[2] Die Psychotherapie mit der Patientin fand in englischer und spanischer Sprache statt. Übersetzung der Aussagen der Patientin durch die Autorin.

Ruhe mit tiefen, neuen Erkenntnissen anschlossen. Diese Phasen wiederholten sich mehrmals pro Sitzung. Es war ein sich sehr natürlich, spontan entfaltender Prozess.

Die 39-jährige Patientin ist Designerin. Am Anfang der 2-wöchigen Intensivbehandlung hatte sie im BDI den Wert 43 (schwere Depression), Diagnosen: F43.1 Posttraumatische Belastungsstörung, F32.2 schwere depressive Episode. Sie hatte während zwei Wochen zehn Behandlungstage mit insgesamt zwanzig Psychotherapiesitzungen, davon fünf begleitet mit Ketamin. Acht Wochen nach Ende der Behandlung lag ihr BDI-Wert bei 20 (mittelschwere Depression ab 20).

Sie gibt vor Behandlungsbeginn folgende Beschreibung: keine Freude, sich nicht konzentrieren können, Scham und Schuldgefühle, sich taub fühlen, unruhig, Suizidgedanken, Angst, Suizidversuch, ständig in Angst, dass etwas Schlimmes passiert, Angst, zu sterben, müde, kraftlos, wertlos, nervös, angespannt, nichts hilft. Über ihre Kindheit berichtet sie, ihre Eltern haben keine Wärme gezeigt, die Mutter sei „nicht unterstützend“ gewesen, „unbeteiligt“, ihre Eltern waren Alkoholiker, ihr Vater sei ein Patriarch gewesen, es habe sich alles immer um ihn gedreht. Sie habe zu ihrem Vater eine gute Beziehung entwickelt seit der Geburt ihrer eigenen Tochter. Sie selbst sei „schon immer depressiv“ und auch bereits mehrfach wegen depressiver Episoden behandelt worden: erstmals war sie in psychotherapeutischer Behandlung mit 16 Jahren, mit 20 Jahren erneut sechs Monate Psychotherapie und Einnahme von Fluoxetin, mit 27 Jahren erneut sieben Monate Psychotherapie und Einnahme von Fluoxetin, mit 30 Jahren erneut vier Jahre Psychotherapie und Einnahme von Bupropion, mit 38 Jahren erneut Psychotherapie und Einnahme von Bupropion und Clonazepam, mit 39 Jahren erneut 3 Monate Psychotherapie und Einnahme von Sertralin.

Als aktuellere Veränderung und Belastung gibt sie die Scheidung vom Vater des gemeinsamen Kindes vor 4 Jahren an, im gleichen Jahr der plötzliche Tod des Vaters, vor zwei Jahren die schwierige Beziehung zu einem Mann und Trennung vor 1,5 Jahren nach sexueller Gewalt. Sie war sehr unter Druck, nervös, unruhig und verzweifelt und sagte immer wieder, sie verstehe nicht, was in der Beziehung passiert sei, sie habe Angst, verrückt zu sein.

1. Behandlungstag

Anamnese, Vorbereitung mit Ressourcenmatrix (Bongartz, 2000) und einüben von Atemtechniken. Beziehungsressource der Patientin war ihr Kind, als Kompetenzerleben benannte sie die Geburt ihres Kindes. Wichtige Bedeutung hat für sie Weite.

2. Behandlungstag: erste KAP-Sitzung (0,5mg/kg Körpergewicht)

Die Sitzung fand an einem sonnigen Tag in einer Praxis in Mallorca statt, bei offenem Fenster, davor befindet sich ein Wald und man hört das Zirpen der Grillen. Die erste Äußerung der Patientin: „Die Grillen sind meine Freunde.“ Sie empfand tiefe Verbundenheit und fing an zu weinen „Ich kann mich spüren!“, sie habe keine Angst und empfinde Klarheit. Dann weinte sie wieder und sagte erstaunt: „Das ist gar nicht meins! Etwas ist in mich eingedrungen.“ Nach Ende der Infusion erklärt sie, die Erfahrung sei wie ein Film in einem Kino gewesen. Sie fragte sich, wer sie wirklich sei. Die Musik war ihr viel zu viel und es wurde vereinbart, das nächste Mal ohne Musik zu arbeiten.

3. Behandlungstag (ohne Ketamin)

Sie sagte, sie sei müde, aber sie empfinde Klarheit, Gelassenheit, innere Ruhe und mehr Abstand zu dem Ex-Freund: „Das ist vorbei.“ Sie war selbst überrascht, da sie sich seit Monaten mit dem Gedanken gequält hatte: „Er will mich nicht.“ Sie konnte klarer sehen und erkannte: „Ich hatte mich verantwortlich und schuldig gefühlt für Dinge, die nicht meine waren.“ Sie erkannte, dass er ein eigenes Trauma hatte. „Ich sehe klar und habe jetzt Worte für das, was geschehen ist.“ Und immer wieder: „Das ist nicht meins!“ Sie konnte differenzieren und sich befreien von einer Last, die nicht die ihre war. Es fand spontan ein Teil des Verarbeitungsprozesses statt, der im IFS „unburdening“ genannt wird. Danach sagte sie: „Ich fühle mich mehr ich selbst.“

4. Behandlungstag: zweite KAP-Sitzung

Als Intention für die heutige KAP-Sitzung definiert die Patientin: „Mehr Liebe für mich selbst und mehr Zuversicht“. Es beschäftigt sie, dass sie vieles nicht gemacht habe, was sie wollte. „Ich habe mich nie „schlecht“ benommen.“, „Ich habe mich selbst verleugnet und mich nicht wichtig genommen.“

Wenige Minuten nach Beginn der Infusion schlägt sie die Augen auf: „Ich fühle mich so sehr ich selbst.“ „Ich fühle mich nicht mehr verloren.“ „Alles ist im Fluss und einfach.“ „Eine Person kann einen verdrehen … Was für eine Erleichterung, zu spüren wer ich bin.“, „Ich habe so viel übernommen … jetzt gebe ich meinem Körper Raum … hatte mich selbst gehasst. Er hatte einen Teil von mir mitgenommen.“

Für einen Moment eine Welle von starkem Weinen, und dann: „Es ist vorbei.“ „Er hatte eine andere Wirklichkeit aufgebaut und mich programmiert. Wie gruselig. Ich dachte, niemand wird mich je wieder lieben. Meine Essenz war begraben."

„Die Weisheit des Körpers: alles raus, was nicht zu mir gehört. Ich kann unterscheiden: was ist meins und was ist seins. Diese Scheiße ist nicht meine." Auch hier fand spontan ein Prozess statt, indem sie sich von Lasten befreien konnte, die nicht ihre waren (IFS: Unburdening).

Dann kam wieder eine Welle von Weinen und Gefühle von Schmerz und Wut auf ihren Ex-Mann, den Vater ihres Kindes. Danach: „Jetzt bin ich ruhig, gefestigt." Und nach einer Weile: „Ich bin gerne eine Frau. Mein ganzes Leben wollte ich ein Mann sein." Nach einer erneuten Welle von Schmerz: „Männer verspotten und hassen Frauen." Und dann: „Ich fühle mich von mir selbst ganz gesehen." Nach einer Weile: „Ich dachte, ich wäre schuld. Traurig, weil ich ihm nicht helfen konnte." Nach Ende der Infusion sagt sie: „Jetzt bin ich wieder mit meinem Körper verbunden. Ich spüre mich. Ich fühle mich so gut in meinem Körper." Und: „Ich lese nicht die gleiche Seite tausend Mal, sondern das nächste Kapitel." Sie fügt hinzu:

„Mit Xanax war ich entspannt, aber nicht wach. Diazepam beruhigt, aber nimmt nicht die Angst, es ist schlimmer, denn man ist nicht mit dem Körper verbunden. Mit Ketamin bin ich entspannt, aber klar und präsent."

5. Behandlungstag (ohne Ketamin)

Die Patientin berichtet, sie habe gut geschlafen, es gehe ihr gut. Nachdem sie die kürzer zurückliegenden negativen Beziehungserfahrungen angefangen hatte zu bearbeiten, befasste sie sich mit ihrer Kindheit. Man habe ihr immer gesagt: „Etwas stimmt nicht mit dir. Du passt nicht zu uns. Du gehörst nicht dazu." Sie habe sich als krank empfunden und als Außenseiterin. Sie berichtet weiter: „Wenn ich als kleines Kind, auch als Baby, geweint habe, wurde ich eingeschlossen." Die einzige Bindungsperson, zu der sie Vertrauen hatte, sei die Reinemachefrau gewesen. Ihre Mutter habe immer Alkohol getrunken. Die Patientin dachte immer, sie sei schuld: „Wenn ich das gemacht oder nicht gemacht hätte, wäre Vater nicht gegangen." Mit IFS Bearbeitung des inneren Konflikts zwischen dem Anteil, der Wut empfindet und für eigene Bedürfnisse einstehen will, und dem Anteil, der sich selbst die Schuld gibt und sich verantwortlich fühlt.

6. Behandlungstag: dritte KAP-Sitzung

Als Intention für die heutige Sitzung definiert sie eigene Bedürfnisse „was will ich?" In Hypnose Vertiefung der vorher erarbeiteten Bindungsressourcen (Lehrer, Opa, Musik, Kind).

Sie habe Angst, ihrem Kind das Gleiche anzutun, was ihre Mutter ihr angetan hatte.

Unter der Einwirkung von Ketamin Momente von Klarheit und neuer Einsicht: „Ich konnte nicht sehen. Jetzt habe ich eine Brille und sehe besser.“ Sie konnte sehen, wie sehr sie ihre Wahrnehmung als Kind verdrehen musste, um die überlebensnotwendige Bindung zu den Eltern aufrechterhalten zu können: „Wenn ich die Last trage, dann bin ich ein gutes Mädchen.“ „Meine Mutter war unfähig.“ „Es ging nicht um mich, nur um sie.“

Die Patientin konnte erkennen: „Ich selbst zu sein und eine eigene Identität zu haben empfand sie (Mutter) als Angriff.“ Das Erkennen unter dem Einfluss von Ketamin in dem veränderten Bewusstseinszustand findet auf Erlebensebene statt. Bongartz (2000, S. 191) beschreibt das so: „Einsicht in Trance hat eine emotional-erfahrungsmäßige Basis und ist nicht nur rein kognitiv begründet.“

In dem sich natürlich entfaltenden Prozess der Patientin zeigt sich deutlich, wie in dem veränderten Bewusstseinszustand mehr Selbst-Energie präsent ist, was allein schon heilende Wirkung hat. Es wird möglich, sich mit Klarheit und Zuversicht mit schmerzhaften Erfahrungen zu konfrontieren und diese zu verarbeiten. Die inneren Anteile fühlen sich vom Selbst gesehen und verstanden. Die entstandene Bindung zwischen Selbst und den Anteilen, v. a. den verletzten Anteilen, wirkt heilend.

Mithoefer (2017) betont in dem Behandlungsmanual von MAPS für MDMA gestützte Psychotherapie, wie das komplette Erleben und Ausdrücken jedweder Emotion, Erinnerung, Bilder und Körperempfindungen zur Lösung von tief sitzenden Mustern von Angst, Hilflosigkeit, Scham und Schuld führen kann.

7. Behandlungstag (ohne Ketamin)

Die Patientin berichtet, es gehe ihr gut, sie fühle sich erleichtert, müde, aber gut. Sie möchte sich mehr damit beschäftigen, was sie will, und das Träumen wagen. Sie entwickelt Zukunftsperspektiven, indem sie sich mit ihren Sehnsüchten auseinandersetzt. Und vor allem „zu sein, wer ich bin“.

“So bin ich!” Sie steht zu sich selbst und beschreibt sich stolz selbst.

8. Behandlungstag: vierte KAP-Sitzung

Die Intention der Patientin: Was sind meine Wünsche?

Sie berichtet anfangs, dass sie gestern das erste Mal seit Langem wieder gemalt und Musik gehört habe. „Alex hatte den Anteil von mir mitgenommen und jetzt habe ich ihn wieder.“ „Es ist, wie wenn man seine Brille wieder findet.“ „Was für eine Erleichterung. Ich bin wieder ich.“ Dann wieder eine Welle von Weinen. Nun geht es um die Beziehung zu ihrem Vater und ihre Wut: “Ich habe meine gesamte Persönlichkeit um ihn herum konstruiert.“ Sie beschreibt, dass ihr Vater sehr lustig war und das pure Leben, dagegen war ihre Mutter der Tod. Sie wollte so sein wie er. So habe sie sich mit ihm verbinden können. Das sei wie eine Garantie gewesen. Nun lebe er nicht mehr und sie verliere sich. Sie fragt sich, wer sie ist und was sie will.

Dann wieder eine Welle des Weinens, und dann spontan ein Befreien von Lasten, die nicht ihre sind (IFS: Unburdening): Sie habe sich um die Mutter kümmern müssen. Und dann die klare Erkenntnis: „Das ist nicht meins. Das ist von meinem Vater. Ich musste mich um meine Mutter kümmern, wenn er nicht da war. Ich muss mich nicht um meine Mutter kümmern. Ich habe sie nicht gewählt.“ Nach einer erneuten Welle von Weinen: „Ich will kein Mann sein … Ich bin kein Mann … Sein Thema … lasst mich in Ruhe … Für Vater war Weiblichkeit negativ … Ich will nicht diese Art von Frau sein, die das Leben nicht genießt.“

Nach der Infusion ist sie voll Trauer, weint und sagt: „Ich schäme mich dafür, ich zu sein. Aber der Wunsch, ich selbst zu sein, ist größer als die Scham.“ Sie verbindet sich mit ihren Ressourcen und sagt zur Therapeutin: „Du bist wie eine Hebamme.“

Die Stimme ihres inneren Kritikers sagt: „Entweder du bist wie Picasso oder du kannst es gleich lassen.“

9. Behandlungstag (ohne Ketamin)

Integration der letzten Sitzung. In Hypnose loslassen, was nicht zu ihr gehört und was sie nicht mehr braucht.

10. Behandlungstag: fünfte KAP-Sitzung

Die Sitzung beginnt mit dunklen Gedanken: „Ich verdiene nicht, dass es mir gut geht.“, „Mit mir stimmt etwas nicht.“

Ihre Intention für die Sitzung: „Wie will ich leben?“ Ihr Ziel: „Mich nicht verlassen, wenn ich mit jemand anderem zusammen bin.“

Als Einleitung Hypnose Ressourcenmatrix (Bongartz). Nachdem sie sich mit sich selbst verbunden hat und sich Raum gibt, zeigen sich Manageranteile, die sagen, dass sie nicht genießen darf.

Eine Welle des Weinens: der Vater liegt im Sterben. „Immer müssen sich alle um Mutter kümmern. Sie hat immer verhindert, dass Nähe zwischen meinem Vater und mir entsteht.“

Nach der Infusion erklärt sie, sie sehe während der Ketamininfusion alles wie in einem Dokumentarfilm. Sie habe keine Angst und keine Scham. „Vorher war vieles fragmentiert, jetzt verbindet es sich zu einer Geschichte.“ Und weiter: „Wenn es kein Ich gibt, dann kannst du nicht sehen und nichts sagen. Dann kann jeder kommen, und du wirst zu der anderen Person.“

„Ketamin ist Freiheit von Stress“. Sie sei neugierig, fühle sich gut, wieder in Verbindung mit ihrer Kreativität und verabschiedet sich voller Zuversicht.

Nachgespräch 8 Wochen nach Behandlungsende

Die Patientin berichtet, es gehe ihr viel besser und sie fühle sich entspannter. Einige Themen seien noch offen, aber insgesamt fühle sie sich ruhig, könne sich konzentrieren, sie sei nicht mehr nervös, habe keinen Schmerz mehr in der Brust, sei nicht mehr sorgenvoll, nicht mehr durcheinander und habe viel mehr Energie. „Ich habe meinen inneren Kompass wieder.“ „Ich folge jetzt bei Entscheidungen meinem Inneren.“ Sie denke nur noch selten an ihren Ex-Freund. Sie empfinde Klarheit statt Selbstzweifel.

„Während Ketamin habe ich den Körper als Ganzes wahrgenommen, geerdet, mein Körper ist mein Zuhause.“ Sie habe während der Ketamininfusionen Bewegungsimpulse wahrgenommen, sie wollte laufen. Das gleiche Erlebnis habe sie auch bei der Geburt ihres Kindes gehabt. Sie habe sich in den letzten Wochen ihre alten Kinderzeichnungen angeschaut. Sie sei ein ängstliches Kind gewesen und habe sich alleine gefühlt, niemand sei für sie dagewesen. Beide Großeltern seien krank gewesen und sie sei immer traurig gewesen, weil ihre Mutter nicht glücklich gewesen sei. Ihre Mutter und Großmutter hätten beide Suizidgedanken gehabt. „Ich musste als Kind perfekt funktionieren, um meiner Mutter nicht noch mehr Schmerz zuzufügen und die schwierige Situation der Mutter nicht zusätzlich zu verschlechtern.“

Nachgespräch 1 Jahr nach Behandlungsende

Die Patientin berichtet von „unglaublich starken Veränderungen“. Sie war eine kurze Beziehung zu einem Mann eingegangen, von dem sie sich wieder getrennt habe. Sie konnte sich trennen, hatte Klarheit, wohingegen sie vor der Behandlung keinen Abstand hatte, keine Grenzen. Nun könne sie sagen: „Ich bin ich und du bist du. Das ist für mich sehr neu.“ Auch zur Mutter habe sie mehr Abstand. Das sei eine Erleichterung. Mit Ketamin habe sie in einer einzelnen Sitzung bestimmte Erfahrungen verarbeitet und integriert. Ketamin habe einen Weg geöffnet und auf dem gehe sie nach wie vor weiter. Ketamin half, den Raum zu öffnen, um Dinge, die vorher angstbehaftet waren zu erforschen. Nun empfinde sie Leere, nicht negativ, sondern im Sinne von „noch alles vor sich haben“. Der Prozess gehe weiter und sei z. T. so überwältigend, dass sie immer nur Schritt für Schritt gehe. Alles sei sehr neu. So wie in der Vergangenheit sei sie nicht mehr. In der Beziehung zu ihrem Ex-Freund habe sie sich für alles verantwortlich gefühlt und sich selbst die Schuld gegeben. Mit Ketamin konnte sie wirklich verstehen, was passiert war.

„Es ist, wie wenn man eine neue Brille bekommt: am ersten Tag sieht man noch schummerig und dann kann man die Dinge anders sehen, aus einem anderen Blickwinkel.“ „Etwas in mir konnte wachsen und hat mehr Raum. Das konnte ich als Kind nicht.“

Insgesamt erlebe sie mehr Ruhe und Klarheit. Sie habe mehr Abstand, trotzdem würde sie viel empfinden. Vorher habe Meditieren sie gestresst, jetzt würde meditieren ihr helfen, sich mit sehr schwierigen Themen zu konfrontieren. Als Kind waren Gefühle von Wut nicht erlaubt. Nun kämen diese Gefühle hoch und sie könne mit diesen arbeiten. Danach sei sie immer sehr erschöpft und müsse sich ausruhen. Sie habe nie mehr Angst- oder Panikattacken gehabt. Alte Gedanken gebe es noch, aber sie könne anders damit umgehen. „Ich sehe Alternativen. Ich kann wählen. Früher hatte ich immer nur reagiert.“ Sie sei am Erforschen: „Ich weiß immer noch nicht, wer ich bin.“ Weiter zu planen als ein oder zwei Jahre sei überwältigend.

Die Rigidität aus ihrer Familie sei nicht mehr da. „Es gibt viele Möglichkeiten. Die Regeln waren nicht real … Illusion von Kontrolle.“

Sie beschreibt die Erfahrungen der KAP-Sitzungen mit dem kreativen Prozess: „Sich hinzugeben zu etwas, das größer ist als du selbst". Manche Momente in den Sitzungen mit Ketamin seien extrem überwältigend gewesen, aber bekannt. Sie habe an andere herausfordernde Situationen anknüpfen können wie z. B. die Geburt ihres Kindes. „You have to surrender.“

In der ersten Ketaminsitzung sei sie sehr nervös gewesen. Zu viele Farben und Formen, aber gleichzeitig gab es auch die Künstlerin in ihr, die fasziniert und neugierig war. Das half, dazubleiben und zu schauen, was passiert. Sie glaube auch, dass ihr geholfen habe, in einer sehr chaotischen Kultur (Südamerika) aufgewachsen zu sein, in der Chaos nicht als etwas Schlechtes angesehen werde. In der nichts so laufe, wie man das wünsche oder plane. Sie versuche, nicht zu planen, ein Tag nach dem anderen. „Weisheit kommt von anderswo her. Nicht aus mir. Ich höre nur zu.“ Sie sei immer überzeugte Atheistin gewesen. Nun habe sie die Erfahrung von Bewusstseinserweiterung gemacht. „There‘s a larger design.“

Polyvagaltheorie und Spiel: Angewandte Improvisation

Veränderungsprozesse mit Ketamin-gestützter Psychotherapie verlaufen nicht linear und erfordern vom Psychotherapeuten Improvisationsfähigkeit und Kreativität. In dem veränderten Bewusstseinszustand mit Ketamin ist der Prozess nicht voraussagbar und chaotisch. Es braucht Souveränität im Umgang mit Unsicherheit, sich als Therapeut auf den Moment einzulassen und von vorgefertigten Konzepten zu lösen. Mithoefer (2017) beschreibt im Behandlungsmanual für Psychedelika-assistierte Psychotherapie diese Haltung als „beginners mind“. Der Zustand von Nicht-Wissen ist ein kreativer, offener Zustand. Gleichzeitig kann der Therapeut souverän und vertrauensvoll mit allem, was auch immer sich zeigen mag umgehen. Diese Sicherheit im Therapeuten gibt dem Patienten Halt.

In veränderten Bewusstseinszuständen werden feste Denk- und Verhaltensmuster gelockert und neue, widersprechende Information kann zugelassen werden. Neues Verhalten und Denken wird möglich. Das finden wir in Hypnose, in Trance, in Ketamin-gestützter Psychotherapie und im Spiel. Mit Übungen aus dem Improvisationstheater werden der Umgang mit Unsicherheit, Spontaneität, Imagination sowie Kreativität, und damit Veränderungskompetenz trainiert. Diese Übungen lassen sich sowohl in der Weiterbildung in Ketamin-gestützter Psychotherapie für Psychotherapeuten als auch in der Ketamin-gestützten Psychotherapie mit Patientengruppen nutzen.

Winnicott (1985) betont die Wichtigkeit von Spiel, Fantasie und Kreativität: Ein stabiles Selbstwertgefühl und eine sichere Identität als Antwort auf die Frage „Wer bin ich?“ kann sich nur im Spiel entfalten.

Bessel van der Kolk (2016) betont die Wichtigkeit körperorientierter Methoden aus dem Theaterbereich: Von wesentlicher Bedeutung ist die Entwicklung von Imagination, um aus alten Mustern auszusteigen, etwas Neues zu erfahren und überhaupt in der Fantasie neue, andere Möglichkeiten von sich und der Welt zu entwickeln (van der Kolk, 2016). Fantasie erlaubt uns, aus unserem Körper herauszugehen und an andere Orte zu reisen, andere Dinge zu tun, sich ein anderes Leben vorzustellen, in die Zukunft zu projizieren. Gedankenspiele und Imagination öffnen den Raum für das, was sein könnte, und helfen dabei, nicht stehen zu bleiben bei dem, was ist.

Nach traumatischen Erfahrungen bleiben Menschen manchmal wie in der Vergangenheit „stecken“ und sind nicht in der Lage, präsent und aktiv in der Gegenwart zu sein. Sie haben Schwierigkeiten, gewohnte Denk- und Verhaltensmuster zu verlassen, neue Erfahrungen zu machen und auch, von neuen Erfahrungen zu lernen. Der Kern von Traumata sind Übermächtigung und Kontrollverlust mit der Folge, sich ohnmächtig, hilflos, abgetrennt und isoliert zu fühlen. Um so wichtiger sind Behandlungsansätze, die Selbststärkung, Selbstwirksamkeit und Verbundenheit fördern. Sich komplett lebendig zu fühlen im Hier und Jetzt. Miteinander spielen, Musik machen, tanzen und singen sind gekennzeichnet durch synchrone und reziproke Bewegungen sowie einem gemeinsamen Rhythmus und stellt die Basis für Verbundenheit und Co-Regulation dar.

Beim Zusammenspielen wird nach Porges (2017) die Voraussetzung für einen physiologischen Zustand geschaffen, der Sicherheit und damit Verbundenheit, Neugier und Veränderung ermöglicht. Im Spiel kann man sich sicher fühlen und öffnen, ohne verletzt zu werden, was als sehr befreiend erlebt wird. Folgen traumatischer Erfahrungen sind Übererregung (Hyperarousal), die sich in Form von Angst und Unruhe äußern oder in dem Versuch, sich empfindungslos zu machen (Hypoarousal). Porges (2017) erklärt, wie es im Spiel zu einer Mobilisierung kommt, ohne dass Kampf- oder Fluchtverhalten ausgelöst wird. Spiel ermöglicht, sich darin zu üben, in Beziehungen die Wahrnehmung von Sicherheit und Gefahr zu unterscheiden. Im Spiel entsteht Spannung, ein Anstieg von Energie und Risiko bei gleichzeitigem Wahrnehmen von Verbundenheit.

Wenn man sich nicht sicher fühlt, befindet man sich permanent im Verteidigungsmodus. Durch den sicheren Kontext der Interaktion im Spiel wird die Bindungssicherheit aktiviert und dadurch das Verteidigungssystem gehemmt. Damit ist die Voraussetzung gegeben, sich auf andere Menschen einzulassen.

Mit Übungen und Spielen aus Improvisations- oder Bewegungstheater und Schauspiel wird die Beziehung zu sich selbst, zwischen den inneren Anteilen sowie zu anderen verbessert. In andere Rollen zu schlüpfen sowie Rollen zu wechseln, aus sich herauszutreten und die Kontrolle aufzugeben, weil man weiß, man kann sich auf den anderen verlassen. Beziehung ermöglicht erst Freiheit. Die Spiele aus dem Improvisationstheater sind nie gegeneinander, sondern immer miteinander. Aktiv zu sein, etwas zu verändern und zu bewirken, führt zu mehr Selbstwirksamkeit, Selbstregulation, Glaube an die eigene Kraft und Stärke. Mithilfe der Übungen, mit denen Schauspieler trainieren, werden Flexibilität, Improvisation und Kreativität trainiert. Spiel hat tiefe Wirkung ohne Schwere. Man kann sich wieder leicht, sicher und frei fühlen. Es wird trainiert und damit gespielt, Veränderung zuzulassen.

Zusammenfassung

In dem Zeitfenster erhöhter Neuroplastizität, das durch Ketamin entsteht, sind mit unterstützenden, positiven Kontextbedingungen positive Veränderungen und Heilung möglich. Dieses Zeitfenster muss für Psychotherapie und konkrete Veränderungen genutzt werden, um langfristige Wirkung zu erzielen.

Jeder Patient ist anders und braucht etwas anderes. Es ist nie vorhersehbar, was in dem Prozess, in dem Zustand von verändertem Bewusstsein, passiert. Der Therapeut ist präsent, offen, aufmerksam, zugewandt und lässt sich auf das ein, was kommt.

Das Konzept der inneren Heilungsweisheit, eingeführt von Stan Grof, das den sich selbst entfaltenden Prozess leitet, als allen Lebewesen innewohnende Kraft, wenn die entsprechenden Bedingungen gegeben sind, sich selbst zu heilen und danach zu Streben, das eigene Potential zu entfalten. Rogers (2016) beschreibt das als Selbstaktualisierungstendenz: Das Streben nach Selbstaktualisierung ist das grundlegende menschliche Bedürfnis, sich auszuweiten, auszudehnen, zu entwickeln, autonom zu werden, zu reifen.

Verletzungen geschehen meist innerhalb Beziehungen. Die Betroffenen beschreiben Isolation und Entfremdung, sie sind „aus der Welt gefallen". Behandlung und Heilungsprozesse brauchen Beziehung, um sich wieder mit sich selbst und der Welt verbunden zu fühlen. Patienten müssen sich sicher, verstanden, gesehen und unterstützt fühlen. Es braucht Resonanz, um in Beziehung wachsen zu können. Vonseiten des Therapeuten erfordert es, zu berühren und sich berühren zu lassen, sich verändern zu lassen.

„Das Zusammentreffen von zwei Persönlichkeiten ist wie die Mischung zweier verschiedener chemischer Körper: Tritt eine Verbindung überhaupt ein, so sind beide gewandelt." (Jung, 2001, S. 26)

Literatur

Aleksandrova, L. R. a. Phillips, A.G. (2021). Neuroplasticity as a convergent mechanism of ketamine and classical psychedelics. Trends in pharmacological sciences. Nov;42(11):929–942. doi: 10.1016/j.tips.2021.08.003.Epub 2021 Sep 24.

Bongartz, W. (2000). Hypnosetherapie. Hogrefe Verlag; 2., korr. Edition

Brisch, K.-H. (2015). Bindungsstörungen: Von der Bindungstheorie zur Therapie (13. Aufl.). Stuttgart: Klett-Cotta.

Brouwer, A. a. Carhart-Harris, R. L. (2021). Pivotal mental states. Journal Psychopharmacology. Apr; 35(4):319–352.

Dana, D. (2019). Die Polyvagaltheorie in der Therapie. Den Rhythmus der Regulation nutzen. Probst Verlag.

Dore, J. a. Wolfson, P. (2019). Ketamine Assisted Psychotherapy (KAP): Patient Demographics, Clinical Data and Outcomes in Three Large Practices Administering Ketamine with Psychotherapy. Journal of Psychoactive Drugs. 2019 Apr-Jun;51(2):189-198. doi: 10.1080/02791072.2019.1587556. Epub 2019 Mar 27.

Erickson M. H. u. Rossi E. L. (1993). Hypnotherapie. Aufbau – Beispiele – Forschungen. München: Pfeiffer.

Halstead, M. et al. (2021). Ketamine-Assisted Psychotherapy for PTSD Related to Racial Discrimination. Sage Journals.doi.org/10.1177/1534650121990894

Harricharan, S. (2019). The Neural Circuitry of Sensory Processing in Post-traumatic Stress Disorder. Electronic Thesis and Dissertation Repository. 6695.

Harricharan, S. (2022). Annual Boston International Trauma Conference.

Holmes, T. (2007). Reisen in die Innenwelt. Systemische Arbeit mit Persönlichkeitsanteilen. München: Kösel.

Johnstone, K. (1993). Improvisation und Theater. Berlin: Alexander Verlag.

Jung, C. G. (2001). Seelenprobleme der Gegenwart. München: dtv.

Lepow, L., Yehuda, R. et al. (2021). Critical Period Plasticity as a Framework for Psychedelic-Assisted Psychotherapy. Frontiers in Neuroscience. https://doi.org/10.3389/fnins.2021.710004

Memon, R. I. et al. (2020). Effectiveness and Safety of Ketamine for Unipolar Depression: a Systematic Review. Psychiatr Q. 2020 Dec; 91(4):1147–1192. doi: 10.1007/s11126-020-09830-6.

Mithoefer, M. C. (2017). A Manual for MDMA-Assisted Psychotherapy in the Treatment of Posttraumatic Stress Disorder. Santa Cruz: MAPS Multidisciplinary Association for Psychedelic Studies.

Nees, F. (2016). Improvisationstheater schafft Lust auf Veränderung: Innerer Kritiker meets inneren Querdenker. In A. Wienands (Hrsg.), System und Körper: Kreative Methoden in der systemischen Praxis (S. 185–201). Göttingen: Vandenhoeck & Ruprecht.

Nees, F. (2021). Den inneren Kritiker zum Lachen bringen! Selbstliebe und Selbstmitgefühl gewinnen. 80 Übungen aus dem Improvisationstheater für Psychotherapie. Weinheim: Beltz Verlag.

Olson, D. E. (2018). Psychoplastogens: A Promising Class of Plasticity-Promoting Neurotherapeutics. Journal of Experimental Neuroscience.

Porges, S. (2017). Die Polyvagaltheorie und die Suche nach Sicherheit. Lichtenau: Probst Verlag.

Rogers, C. (2016). Entwicklung der Persönlichkeit: Psychotherapie aus der Sicht eines Therapeuten. 20. Auflage. Stuttgart: Klett-Cotta.

Rothberg, R. L. et al. (2021). Mystical-type experiences occasioned by ketamine mediate its impact on at-risk drinking: Results from a randomized, controlled trial. Journal of psychopharmacology. Feb;35(2):150–158. doi: 10.1177/0269881120970879. Epub 2020 Dec 13.

Schmidt, G. (2022). 8.10.2022, persönliche Kommunikation

Schwartz, R. (2002). Systemische Therapie mit der inneren Familie. Stuttgart: Klett-Cotta.

Schwartz, R. (2020). Internal Family Systems Therapy. New York: Guilford Press.

Schwartz, R. (2021). No bad parts: Healing Trauma and Restoring Wholeness with the Internal Family Systems Model. Macmillan.

Van der Kolk, B. (2016). Verkörperter Schrecken: Traumaspuren in Gehirn, Geist und Körper und wie man sie heilen kann. Lichtenau: Probst.

Thai, L. (2020). Workshop Online im Rahmen der Konferenz: Experiencing The Body Keeps The Score.

Winnicott, W. D. (1985): Vom Spiel zur Kreativität. Stuttgart: Klett-Cotta.

Wolfson, P. (2016). Ketamine Papers: Science, Therapy and Transformation. MAPS.

KAH – Ketamin-assistierte Hypnotherapie

Sophie-Charlotte Alice Adler

Einleitung

In den letzten zwei Jahrzehnten wird Ketamin in zunehmendem Maße in subanästhetischen Dosen als Off-Label-Behandlung bei verschiedenen chronischen behandlungsresistenten psychischen Erkrankungen wie Depression, Alkoholismus, Substanzabhängigkeit, posttraumatische Belastungsstörungen, Zwangsstörungen und andere psychiatrische Diagnosen angewendet (Das et al., 2019; Ivan Ezquerra-Romano et al., 2018; Krupitsky et al., 2002; Memon et al., 2020; Moghaddam, 2021; Taylor et al., 2018). Auch in der Schmerzmedizin wird es zur Behandlung chronischer Schmerzen vielversprechend eingesetzt (Jansen, 2001; Sinner & Graf, 2008).

In diesem Artikel wird die innovative Therapiemethode KAH (Ketamin-assistierte Hypnotherapie) überblickartig dargestellt.

Zwischen dem dissoziativen Zustand bei Verabreichung von Ketamin und der „hypnotischen Trance“ fallen viele Parallelen auf, deren hypnotherapeutisches Potential hier aufgezeigt werden soll.

Angestrebt wird ein tieferes Verständnis für das Potential der Hypnosetherapie in Kombination mit einer Ketamintherapie, um weitere neue Perspektiven für die Behandlung schwerer, chronischer Krankheitsbilder in Psychiatrie und Psychotherapie zu erschließen. Die Praxisbeispiele stammen aus mehrjähriger klinischer Erfahrung mit psychiatrisch divers diagnostizierten Klient:innen/Patient:innen. Dargestellt wird deren bemerkenswerte Veränderung in Denken, Fühlen und Handeln durch die Behandlung mit KAH. Dieser spezielle Therapieprozess erfordert Kenntnisse aus Bereichen der Medizin, Psychiatrie, Pharmakologie und Psychologie.

Ketamin – Wirkungen und Nebenwirkungen

Ketamin ist ein dissoziatives Anästhetikum, welches in der Human- und Veterinärmedizin eingesetzt wird, wobei man zwischen dem sogenannten „R-Ketamin“ und dem „S-Ketamin“ sowie der Mixtur dieser beiden Molekülvarianten, dem Ketamin Racemat (R/S) unterscheiden muss (Passie et al., 2021). Bei KAH verwenden wir das Ketamin Racemat, welches als Infusion über einen Zeitraum von 40 bis 50 Minuten verabreicht wird.

Je nach Dosierung und Anzahl der Sitzungen variieren Ketamin-Erlebnisse deutlich und jede Klient:in/Patient:in reagiert individuell unterschiedlich auf die Substanz. Deshalb sollte stets auch nach Erfahrungen mit Narkosen oder Unfällen gefragt werden, bei denen eventuell bereits ein Kontakt mit der Ketaminwirkung stattgefunden haben könnte (Park et al., 2019).

Ketamin erzeugt eine Veränderung des psychischen Erlebens, des Körperempfindens und des Bewusstseins. Die Wirkung kann unterschwellig sein und mild, als Anregung, Entspannung oder angenehme Stimmungsänderung erlebt werden. Das Bewusstsein der Klient:in/Patient:in kann sich erweitern oder das Erleben sich auf andere Weise positiv verändern. Ketamin beeinflusst die Sensorik, die Empfindlichkeit gegenüber Geräuschen und Licht nimmt zu. Des Weiteren wirkt sich Ketamin verändernd auf Motorik und Sprache aus (McGirr et al., 2015).

Unerwünschte Nebenwirkungen, abhängig von der Dosis, sind Anspannung oder Angstzustände. Ebenso kann es zu Krampfanfällen, Ängsten, Panik, Gedächtnis- oder Bewusstseinsstörungen kommen (Park et al., 2019).

Im Detail kann eine angstvolle Ich-Auflösung (AIA), also auch die Angst, verrückt zu werden, erlebt werden. Die Veränderung des Denkens und der Wahrnehmung sowie das Verschwinden von Zeit und Raum entziehen sich gänzlich gewohnter Kontrolle und Autonomie. Paranoia und Denkstörungen können bei dem Erleben des Verlusts von Kontrolle über das Geschehen auftreten. Dies erfordert u. U. eine anschließende psychotherapeutische Behandlung (Adler & Scheib, 2020).

Aktuell ist ein Anstieg von Ketamin-Kliniken weltweit zu beobachten. Oftmals findet bei den klassischen Ketamininfusionen keine weitere therapeutische oder psychologische Begleitung während des bewusstseinsveränderten Zustands der Klient:innen/Patient:innen oder in einer Nachbearbeitung statt (Bennett, 2020).

Hierbei besteht, neben den beschriebenen Nebenwirkungen, die Gefahr, dass der oder die Klient:in/Patient:in sich negativen Erlebnissen und Emotionen oder überwältigenden starken Gefühlen, Erwartungen und Ängsten hilflos ausgeliefert fühlt und dabei alleingelassen wird (Bennett, 2020). Das folgende Zitat von einem 50-jährigen Schweden mit schweren Depressionen beschreibt den Unterschied zwischen einer ersten Ketamininfusion, durch die er selbst ging, und einer zweiten, mit Hypnose begleiteten Ketamininfusion:

> "The first Ketamine session without guidance was dark. I lost control and been confronted with shadows. The second session with your guidance was

> light. Super relaxed. I was floating and zoomed out in the middle. Time went so fast. I knew what was coming and could flow with the process. Letting go was way easier. After the second session I feel in a very relaxed state and feel better!"

Die Erfahrungen mit den klassischen Ketamininfusionen ohne therapeutische Begleitung haben dazu geführt, die „Ketamin-assistierte Hypnotherapie" zu entwickeln.

Die Kombination von Hypnose und Ketamin: KAH (Ketamin-assistierte Hypnotherapie)

Diese Methode stellt eine spezifische Kombination aus Hypnose- und Ketamintherapie dar. Sie wurde 2018 aufbauend auf der Recherche zu dem Buch über Psilocybin-assistierte Psychotherapie (Adler, 2020) in der psychosomatischen Klinik „Instituto Dr. Scheib" auf Mallorca als sogenanntes „Ketamin Hypnose Paket" (KHP) entwickelt, zur KAH weiterentwickelt und wird seitdem vielversprechend eingesetzt (Adler & Scheib, 2020).

KAH schafft eine therapeutische Erfahrung rund um die ca. 40-minütige Ketamininfusion. Dabei basiert jede KAH-Sitzung nach entsprechender Vorbereitung (s. Vorbereitung KAH) auf folgenden Pfeilern:

- eine psychologische Vorbereitung am Tag der Ketamininfusion,
- eine hypnotherapeutische Begleitung während der Ketaminreise,
- eine Integrationssitzung nach der Erfahrung bei Alltags-Bewusstsein.

Wir empfehlen mindestens sechs Wiederholungen der individualisierten KAH-Sitzungen (aan het Rot et al., 2010; Feder et al., 2021; Phillips et al., 2020; Zhou et al., 2022). Bei der Planung und Gestaltung der Behandlung orientieren wir uns stets an den Bedürfnissen der Patient:innen/Klient:innen. KAH kann als Intensiv-Behandlung über einen Zeitraum von zwei bis drei Wochen oder als alltagsbegleitende Unterstützung stattfinden.

Sie sollte als hilfreicher Katalysator bei einer laufenden Psychotherapie verstanden werden und kann, gerade bei langjährigen Depressionen, ein Zeitfenster für wertvolle therapeutische Interventionen öffnen.

Hilfreich ergänzt der durch Hypnose evozierte Trancezustand den dissoziativen Ketaminzustand. Im veränderten Bewusstseinszustand, frei von üblichen Denkstrukturen, Überzeugungen und Emotionen, bereichert durch völlig neue Erfahrungen, Möglichkeiten und Erlaubnisse, können festgefahrene Lebensmuster leichter wahrgenommen, erkannt und verändert werden.

Gemeinsame Schnittmengen

In den 1960er- und 1970er-Jahren wurden einige wenige Studien veröffentlicht, die sich mit phänomenologischen Gemeinsamkeiten von hypnotischer Trance und durch psychoaktive Substanzen wie LSD, Meskalin oder Psilocybin evozierten veränderten Bewusstseinszuständen beschäftigen (Barber, 1970; Grünholz, 1971; Gubel, 1962; Halpern, 1961; Krippner, 1964; Levine et al., 1963; Levine & Ludwig, 1965, 1966).

Die positiven Auswirkungen der KAH sind wechselseitig und es gibt viele hilfreiche gemeinsame Schnittmengen beider Therapien, die im Folgenden aufgezeigt werden.

Sowohl „Hypnotherapie" als auch „substanz-assistierte Therapie" nutzen „veränderte Bewusstseinszustände" um einen Wandel im psychischen Erleben der Klient:innen/Patient:innen herbeizuführen. Dabei evoziert Hypnose ein Trance-Erleben mit Hilfe verbaler Suggestionen. Angestrebt wird eine Dissoziation vom kognitiven Erleben, adressiert wird das „Unbewusste" und das „Unterbewusstsein", wobei die Sprache symbolisch und bildhaft ist. Genutzt werden weiterhin u. a. Metaphern, Symbole und hilfreiche Geschichten, um seelisches Erleben, Wahrnehmung, Kognitionen und begleitende Affekte zu verändern (Revenstorf & Peter, 2015).

Auch Ketamin bietet durch seine dissoziative und transformative Qualität ein hohes Potential für solche Veränderungen. Es ermöglicht in kurzer Zeit einen Zugang zu inneren Bildern, die, hilfreich verarbeitet, in das weitere Leben getragen werden können. Die Entstehung und Integration innerer und äußerer Bilderwelten wird erleichtert durch die aufgrund des Ketamins erhöhte Neuroplastizität (Wolfson, 2014). Diese kann auch die Wirkkraft posthypnotischer Aufträge und Suggestionen verstärken.

Bei beiden Zuständen ist das Körpererleben im Allgemeinen deutlich verändert. Während der Ketamin-Infusion verändern sich Sinneswahrnehmungen und Körpererleben. So werden Geräusche und Gerüche viel intensiver und/oder andersartig wahrgenommen, z. B. lauter, verzerrter, intensiver oder weiter weg. Viele Klient:innen/Patient:innen fühlen sich zum Beispiel körperlich ganz leicht, schweben, fliegen (Ketamin) oder erleben ein Gefühl von angenehmer Schwere (Hypnose).

Das Narkosemittel Ketamin wird gerade in der Behandlung von Schmerzen in Kombination mit Benzodiazepinen sehr erfolgreich und sicher eingesetzt. Dabei dienen die Benzodiazepine zur Reduktion der sonst auftretenden Ängste. So wird auch Hypnose sehr häufig zur Erzeugung einer Lokalanästhesie oder Analgesie angewandt und wurde schon in mehr als 1800 chirurgischen Eingriffen eingesetzt. Gerade aus der Medizin ist bekannt, dass Hypnose Ängste der Klient:innen/Patient:innen lindert, Blutungen verringert, Schmerzen reduziert und postoperative Heilungsvorgänge beschleunigt (Stewart, 2015).

Wiederum kann hirnphysiologisch durch eine Art Fragmentierung oder Zerstückelung der bisherigen Denkmuster und Denkansätze eine Neuordnung des alten Bezugsrahmens und aller damit zusammenhängenden Gefühle und Bewertungen durch begleitende Hypnose und Psychotherapie erreicht werden. Aktuelle Forschungen zeigen die Herabsenkung der Aktivität des sogenannten „Default Mode Networks" (DMN) während der hypnotischen Trance wie auch des substanzinduzierten veränderten Bewusstseinszustands. Dabei zeigen sich bei der Untersuchung verschiedener Hirnareale nochmal Unterschiede in der Ausprägung der veränderten Netzwerkaktivität (Carhart-Harris et al., 2013; Deeley et al., 2012; Revenstorf, 2012).

Ketamin scheint, wie andere psychoaktive Substanzen auch, die Suggestibilität zu erhöhen (Patterson et al., 2018, siehe auch den Beitrag von Jensen in diesem Band), eröffnet damit auch den Zugang und den Kontakt zum Unbewussten. Man kann Ketamin, genauso wie Psilocybin, LSD oder MDMA, als Katalysator für das Auftauchen unbewussten Materials bezeichnen und einsetzen (Adler, 2020). Dies gilt auch für die Hypnosetherapie. Hier eröffnen sich weitere Anwendungsfelder, wenn man die Theorien von Psychoanalytikern wie z. B. C. G. Jung miteinbeziehen würde, was jedoch in diesem Kapitel nicht weiter ausgeführt werden kann.

Des Weiteren zeigen Beobachtungen aus der Praxis, dass die Kombination niedriger Ketamin-Dosen mit Hypnosetherapie anscheinend zu einer transformativen Erfahrung, dem sogenannten mystischen Alleinheitsgefühl, führen kann, wie dies sonst nur bei höheren Dosierungen (ab 1.0 mg/ KG) beschrieben wird. Ein 38-jähriger Mann mit schweren Depressionen, PTBS und ADHS nach seiner vierten KAH-Sitzung: „I am Love. I am pure Love. All is one. Pure light … during the session I was able to release something! I came back to the source and one with everything. I found my truth and I am full of gratitude."

Als weiterer Vorteil hat sich in der Arbeit mit Zwangspatient:innen gezeigt, dass diese mittels Ketamin besser zu hypnotisieren waren als ohne Ketamin. Beispiel hierfür ist ein 56-jähriger Mann mit der Zwangshandlung, hunderte Mal am Tag nach seiner verstorbenen Mutter zu rufen. Er hat über 10 Jahre Psychotherapie-Erfahrung und hält sich nicht für hypnotisierbar, da er keine inneren Bilder habe und nicht loslassen könne. Nach der zweiten Sitzung berichtet er, dass er weniger nach ihr rufe: „Die Schwelle, wo ich in die Zwangshandlung reinkomme, ist höher geworden und ich kann ohne Angst ins Bett gehen.”

Es scheint, dass Ketamin die Symbolisierungsfähigkeit steigern kann, womit neue Möglichkeiten für schwer zu hypnotisierende Klienten zu eröffnen wären. Für vorher Unaussprechliches und nicht Einzuordnendes können plötzlich Bilder auftauchen.

Ein 42-jähriger Mann mit schweren Zwangsgedanken und akuten suizidalen Impulsen wurde intensiv mit KAH behandelt. Auf diesen Reisen traf der „einsame kleine Junge“ zuerst einen Tiger, den er als schutzgebendes Krafttier erlebte. Im unwegsamen Dschungel fand er ein Zaubermedaillon und ein magisches Schwert. Sein Glaubenssatz: „Ich bin verloren, mir kann nichts und niemand helfen“ trat in den Hintergrund. Von Sitzung zu Sitzung nahmen Mut und Zuversicht sowie Selbstsicherheit zu. Dies wurde in den Integrationssitzungen verstanden und vertieft.

In den Jahren der Anwendung konnte beobachtet werden, dass die Klient:innen/Patient:innen, welche Ketamin *mit* Hypnose erhalten haben, einen *niedrigeren* Blutdruck *nach* der Infusion hatten als vor Beginn der Infusion. Das ist bemerkenswert, da Ketamin den Blutdruck normalerweise erhöht. Dieses Phänomen wurde auch bei dem oben beschriebenen Patienten beobachtet.

Viele Klient:innen/Patient:innen erleben während der Ketamintherapie bildhafte Reisen, in denen Sie Farben, Formen oder ganze Szenen visualisieren. Ein depressiver Patient, der meinte, er sehe nie Bilder mit geschlossenen Augen oder träume nicht, erlebte während der KAH bildhafte Reisen voller Farben und Formen, wie er sie noch nie gesehen hatte. Als Architekt inspirierte ihn diese Erfahrung zutiefst und er begann zu malen. Um diese inneren Reisen sicher zu navigieren, bietet gerade die Hypnose einen Schatz an therapeutischen Werkzeugen.

Hypnose nutzt Atemtechniken zur Regulierung der Atmung für eine Vertiefung der Trance. Zu meinen Klient:innen/Patient:innen sage ich oft: „Ihre Atmung ist ihr Anker und führt Sie sicher durch ihre ganz individuelle Reise“. Gerade in herausfordernden Situationen ist die Atmung ein wichtiges Element zur Regulierung der Intensität der Erfahrung. Die Atmung könnte man wie einen Rettungsring betrachten ”wenn das Wasser wild wird und die Wellen höher und höher werden”.

Das spezifische Potential der KAH

Ketamin selbst zeigt vielversprechende therapeutische Vorteile, kann aber bei alleiniger Verabreichung für viele Klient:innen/Patient:innen eine zu große Herausforderung darstellen.

Die Vorteile der KAH im Vergleich zur alleinigen klassischen Ketamininfusion liegen in den geführten Erfahrungen, die die therapeutische Wirkung der Behandlung verstärken und vertiefen. Bei spezifischen Problemen, die in den Vorbereitungssitzungen ermittelt und festgelegt wurden, können Klient:innen/Patient:innen so gezielt begleitet und unterstützt werden.

Das durch Ketamin ausgelöste und durch Hypnose gesteuerte Erleben wird ganz anders verarbeitet als eine kognitive Bearbeitung. Dies wird begleitet von signifikanten Stoffwechsel- und Hirnstoffwechselveränderungen durch eine Fluktuation zwischen bewussten Schwerpunkten, die vorher besprochen wurden und unbewussten Erfahrungen. Es handelt sich also um emotionsfokussierte und erfahrungsaktivierende Wirkfaktoren. Rigide Netzwerke mit eingefahrenen Mustern können aufgelockert und verändert werden. Das Gehirn ist in dieser Situation sehr empfänglich für neue Botschaften. So können auch hypnotische Suggestionen eine besondere Wirkung entfalten und das Unbewusste kann die gewünschte Veränderung einleiten.

Es hat sich gezeigt, dass dieser Ansatz bisher verschlossene Bereiche der Psychotherapie eröffnen und die Genesung enorm beschleunigen kann.

Behandlungskonzeptuelle Faktoren der KAH

KAH wurde bisher bei den folgenden Störungsbildern erfolgreich angewandt: Depressionen, Suizidgedanken, Ängste, Zwänge, Trauma, PTBS, Essstörungen, Sucht und Schmerzen (Adler & Scheib, 2020). Es gelten dieselben Ein- und Ausschlusskriterien wie bei einer klassischen Ketamintherapie.

Vorbereitung einer KAH-Sitzung

Zunächst findet eine medizinische und psychiatrische Untersuchung statt, um die Indikation oder Kontraindikation festzustellen. Weiterhin ist eine Anamneseerhebung zur Vorgeschichte unentbehrlich. Erfüllt die Klient:in/Patient:in die Voraussetzungen für eine sogenannte „off-label" Ketamintherapie, kann die eigentliche Behandlung beginnen.

Ein klarer Rahmen sowie eine umfassende Aufklärung stellen sicher, dass beide Seiten über die innere Ausrichtung, die Erwartungen, Ziele, Wünsche, Ängste, Sorgen, Ressourcen, das Setting und die medizinischen, physischen und psychischen Bedingungen informiert sind.

Jede KAH-Behandlung beginnt für die Klient:in/Patient:in mit einer

- psychologischen Anamnese,
- Bestimmung der Eignung,
- Diagnostik, sowie einer
- psychiatrisch-medizinischen Untersuchung
- Psychoedukation
- Aufklärung über Hypnose und Ketamin

Die Arbeit mit psychoaktiven Substanzen erfordert, die Klient:in/Patient:in auf diese bewusstseinsverändernde Erfahrung vorzubereiten, die eine der bedeutsamsten Erfahrungen ihres Lebens sein könnte. Viele Klient:innen/Patient:innen verspüren Ängste und Unsicherheit vor ihrer „Ketaminreise". Schon hier wird Hypnose ausgesprochen hilfreich eingesetzt, indem sie einen tiefen Entspannungszustand anregt. „Dein Unterbewusstsein ist voller Weisheit, wenn du es einfach geschehen lässt". Das kritisch-rationale Denken tritt in den Hintergrund, während die bildhafte Informationsverarbeitung einsetzt und Ideen auf allen Sinneskanälen aktiviert werden. Die Aufmerksamkeit konzentriert sich auf das innere Erleben, während die Wahrnehmung der Außenwelt in den Hintergrund tritt. Ängste lassen nach oder verschwinden und ein Gefühl der Sicherheit und des Vertrauens kann wachsen. Ruhe und Sicherheit sind optimale Vorbedingungen für die bevorstehende Ketaminreise.

Wichtig ist die Explorierung der Klient:in/Patient:in hinsichtlich Erfahrungen mit veränderten Bewusstseinszuständen, Dissoziationen oder Drogenerfahrungen.

Desweiteren sollten die Erwartungen der Klient:in/Patient:in eventuell dahingehend realistisch korrigiert werden, dass deutlich wird, dass diese Behandlung kein Wundermittel ist. Es gilt zu bedenken, dass für viele Klient:innen/Patient:innen eine Ketaminbehandlung ihre letzte Hoffnung nach vielen fehlgeschlagenen Therapieversuchen darstellt.

Oftmals haben die Klient:innen/Patient:innen große Angst vor Kontrollverlust und dem Loslassen, wie das folgende Zitat von einer Patientin verdeutlicht, die zuerst hypnotisiert wurde und erst in Trance das Ketamin erhielt: „Everything was white light. I was in another dimension, in the Matrix, like in the movies. With you I had the feeling that I am absolutely safe there and don't need to worry. I was able to just watch what happened. I feel much better than before, I am relaxed". Ihre BDI-II Werte reduzierten sich von 44 auf 29. Natürlich haben dabei eine vertrauensvolle Beziehung und das Gefühl der Sicherheit großen Einfluss auf das Ketaminerlebnis selbst. Einzelne

Hypnosesitzungen können dabei helfen, die Klient:innen/Patient:innen auf einen veränderten Bewusstseinszustand vorzubereiten und vorherrschende Ängste zu reduzieren. Eine ängstliche Patientin z. B. hatte große Sorge vor der Ketamininfusion, weshalb mit ihr zuerst eine einzelne Hypnose durchgeführt wurde. Die folgende Aussage veranschaulicht den Effekt der Hypnose, um Klient:innen/Patient:innen, die sich vor Kontrollverlust fürchten, beim Loslassen zu helfen: „Seit langer Zeit habe ich mich nicht mehr so wohl gefühlt wie heute! Mir geht's gut! Ich bin sehr gut in die Entspannung gekommen. Losgelöst von meinem Körper. Losgelöst sein fühlt sich gut an. Ich empfand nichts Unangenehmes!"

Die Behandlungsergebnisse sollten stets systematisch als Verlaufskontrolle verfolgt werden.

Set und Setting bei KAH

Das sogenannte „Set", abgeleitet von „Mindset", beschreibt die mentale Verfassung der Klient:in/Patient:in und gilt bei der gesamten Vorbereitung als wichtiger Faktor. Vor jeder KAH-Sitzung sollte genügend Zeit zur Evaluation der tagesaktuellen mentalen Verfassung der Klient:in/Patient:in eingeplant werden.

Welche Vorstellungen, Intentionen, Erwartungen und Stimmungen bringt die Klient:in/Patient:in mit? Welche Angst oder Stimmung ist aktuell vorherrschend? Wie hat sich die Klient:in/Patient:in auf die Behandlung vorbereitet und in welches Umfeld kehrt er oder sie nach der Behandlung zurück? Wie ist die körperliche Verfassung? Es gilt zu beurteilen, ob die Klient:in/Patient:in zu labil oder psychisch stabil genug ist für eine bewusstseinsverändernde Erfahrung. Manche Klient:innen/Patient:innen haben schon Erfahrungen mit aktiv induzierten, bewusstseinsveränderten Zuständen, für andere ist es eine gänzlich neue Erfahrung. Hinzu kommt, dass die Klient:in/Patient:in stets nach der KAH-Behandlung abgeholt werden muss, was sich auch auf den Nachklang der Ketaminreise auswirkt. Von großem Vorteil sind ein sicheres Umfeld und Unterstützung durch Bezugspersonen.

Da man unter Ketamin geräusch- und lichtempfindlicher wird, empfiehlt sich das Tragen einer Augenmaske. Für einige Klient:innen/Patient:innen ist es aber auch wichtig, selbst entscheiden zu können, ob sie ihre Augen offen oder geschlossen halten. Die Beleuchtung so wie die Gestaltung des Raumes haben einen deutlichen Einfluss auf das Ketaminerlebnis und sollten stets berücksichtigt werden. Ein Klient entdeckte während der Ketaminreise Schatten an der Wand und „spielte" damit. In der Integrationssitzung stellte sich heraus, dass er als Kind vernachlässigt wurde und Schattenspiele machte, um sich zu beschäftigen, da er sonst keinerlei Spielsachen hatte. Dies ist nur ein Beispiel dafür, wie der Raum als weitere Ebene Einfluss auf den Therapieprozess bekommen kann.

Außengeräusche werden unter Ketamin wesentlich intensiver erlebt und können zu großen Irritationen führen. Gerade dabei hilft die Hypnose mit passenden Suggestionen, die Geräusche zur Vertiefung der Entspannung zu nutzen, statt sie als störend zu empfinden.

Hypnotherapeutische Begleitung während der KAH-Sitzung

Ziel der Begleitung ist Hilfe bei der Navigation des bewusstseinsveränderten Zustands. Das plötzliche Auftauchen von Erinnerungen, möglicherweise auch alter Traumata, die Wiederbelebung alter Muster und Überzeugungen wird begleitet von verändertem Denken mit eventuellem Gedankenabriss oder schnellem Vergessen. Auch Halluzinationen können auftreten, begleitet von intensiven Gefühlen aller Art. Diese können einhergehen mit Lachen, Weinen, Schweigen, auch intensiver Scham oder Ängsten sowie Traurigkeit. Eine erschwerte Artikulation sowie ein verändertes Körpererleben sind häufig. Sehr berührend oder erschütternd kann auch das Erleben tiefer Einsichten sein.

Um die Begleitung zu gestalten, bietet der Ablauf einer Hypnosesitzung Orientierung. Im Allgemeinen sind sowohl direkte wie indirekte Hypnosetechniken geeignet. Zuerst wird ein Rapport aufgebaut: Der Klient:in/Patient:in wird Zeit zum Ankommen gegeben, Ängste können abgebaut und positive Erwartungen aufgebaut werden. Mit Pacing und Leading auf verbaler und nonverbaler Ebene können die Atmung der Klient:in/Patient:in gesteuert und körperliche Phänomene für die Förderung von Entspannung und Sicherheit sowie die Konzentration auf die Erfahrung genutzt werden. Hierbei wird generell nicht nach einem festen Schema vorgegangen, sondern prozessorientiert am Erleben der Klient:in/Patient:in. Dies kann während einer Ketaminreise sehr stark variieren und fordert Flexibilität seitens der Therapeut:in. Zuvor herausgearbeitete Ressourcen können während der KAH-Sitzung Unterstützung bieten bei Konfrontationen mit herausfordernden Erfahrungen. Auch können neue Ressourcen zutage treten, vertieft und hypnotisch geankert werden. Ericksonsche Hypnosetechniken sowie das Erzählen von Geschichten oder Metaphern, das Einführen von Symbolen und das Aufgreifen eigener Worte der Patient:in/Klient:in sind für die Gestaltung dieses einzigartigen Prozesses sehr gut geeignet. Wie auch bei der formalen Ericksonschen Hypnotherapie, sollte also der Fokus besonders auf der Utilisierung liegen, dem Maßschneidern der Bilderwelten, Metaphern und Symbole auf den Patienten oder die Patientin. Vielen Klient:innen/Patient:innen fällt das Sprechen unter Ketamin oder Hypnose anfangs schwer. Dennoch ist eine dialogische Hypnotherapie möglich, wodurch die erlebte Bilderwelt des Patienten/der Patientin gemeinsam erkundet und zielorientiert gestaltet werden kann. Das folgende Praxis-Beispiel verdeutlicht eine solche dialogische Sitzung:

Eine Patientin, Ärztin mit drei Kindern, erlebte eine schlimme Trennung von ihrem Ehemann und hatte Angst, dass sie ihre Kinder verlieren würde, wobei sie eine schwere Depression entwickelte. Sie hatte sehr große Angst vor Kontrollverlust und Angst vor Panik sowie einem Horrortrip unter Ketamin. Dementsprechend aufgeregt war sie vor ihrer ersten KAH-Sitzung, und es fiel ihr sehr schwer zu atmen. Ich bot ihr eine Zugfahrt an, wobei der stetige Rhythmus des Zuges auf den Gleisen als Orientierung für eine ruhige tiefe Atmung diente. Während sie im Zug saß, fragte ich sie, was sie sehe, wenn sie aus dem Fenster schaue, und sie beschrieb einen wunderschönen Birkenwald, der immer lichter wurde. Sie befand sich in der sibirischen Eisenbahn und erinnerte sich plötzlich an ihre Reise in die Mongolei, die sie mit 21 nach ihrem Abitur unternommen hatte. Sie erlebte wieder die gesamte abenteuerliche Reise und fühlte sich so wie damals, als sie eine starke, junge, unabhängige und abenteuerlustige Frau war. In der Integrationssitzung reflektierten wir gemeinsam ihre Erfahrung und sie sagte:

> „Das war eine richtig gute Erfahrung. Ich konnte ja doch gut loslassen. Es war gut, dass ich frühzeitig auf die Reiseerinnerung gekommen bin, weil mir die gut tat. Durch das Altaigebirge und dann nur die zwei Klöster, die übrig geblieben sind in der Mongolei und damit die kulturelle Identität, das wenige, was übrig geblieben ist nach der Zerstörung – so wie bei mir nach der Trennung jetzt. Die Gebetsmühlen waren so beruhigend und beständig. In meiner Beziehung zum Mann habe ich mich so aufgelöst, wer bin ich denn überhaupt. Jetzt habe ich erkannt, dass ich wertvoll bin, da ist noch was da, etwas was ich Eigenes habe. Meine eigenen Erlebnisse. Ich werde mal mein Reisetagebuch herausholen. Wenn man was will, dann findet man auch einen Weg. Ich möchte wieder mehr erleben. Vor dieser Behandlung hatte ich das Gefühl, ich stecke so fest, wie ein emotionales Knäuel, voller Trauer und Verleugnung.“

Als begleitende Therapeut:in gestaltet man also die Interaktion mit einem außergewöhnlichen Bewusstseinszustand. Die Klient:in/Patient:in befindet sich in einer gänzlich anderen Welt, während die Therapeut:in sie oder ihn sicher durch das neue und unbekannte Erleben führen sollte. Dementsprechend sollte die Therapeut:in stets für Schwankungen und extrem positive und / oder negative Emotionen im raschen Wechsel gewappnet sein. Diese Arbeit fordert totale Präsenz und Schwingungsfähigkeit seitens der Therapeut:innen, eine wertfreie Haltung, die nicht pathologisierend ist, fußend auf einer tragfähigen und authentischen Beziehung. Diese Arbeit ist eine prozessorientierte und kreative Arbeit, bei der jede Sitzung einzigartig ist. Immer leitet die Stimme der Therapeut:in unterstützend.

KAH-Reorientierung

Nachdem die Ketamininfusion beendet ist, befindet sich die Klient:in/Patient:in noch in einem veränderten Bewusstseinszustand, und das Körperempfinden ist noch für mindestens 15 Minuten verändert. Gerade das Zurückkommen in den Körper stellt einen wichtigen Teil der Erfahrung dar und kann durch eine Trance-Ausleitung angenehm gestaltet werden. „Achte darauf, wie gut und angenehm es ist den eigenen Körper wieder zu spüren. Diese durchströmende wohltuende Energie, Kraft und Stabilität. Wie gut es sich anfühlt, einen Körper zu haben, der stets mit dir und für dich da ist“. Die Rücknahme der Trance hilft bei der Erdung, Orientierung und der Rückkehr ins Hier und Jetzt. Posthypnotische Aufträge unterstützen die positive Weiterverarbeitung der Erfahrung.

KAH-Integration

Nach der Ketamininfusionssitzung folgt als wichtiger Teil der Therapie die Integration des Erlebten in Form einer 50-minütigen Therapiesitzung. Dies sollte innerhalb eines Zeitfensters von 24 Stunden erfolgen. Dieser Zeitrahmen nutzt die dann noch aufgelockerten neuronalen Strukturen, um aus dem Erlebten schöpfen zu können und den neuen Raum im weiteren Leben sinnvoll zu gestalten.

Elemente der Integration:

1. Sich an das Erleben und die Erkenntnisse erinnern,
2. sich eventueller Veränderungen bewusst werden,
3. der Erfahrung einen Sinn geben als Teil von Heilung und Wachstum,
4. eventuell Verknüpfung mit einer laufenden Psychotherapie.

Weitere Hypnose-Sitzungen können die Aufrechterhaltung der positiven Effekte auch in der Langzeitfolge begünstigen, um die gewonnen Erkenntnisse in den Alltag zu integrieren. Techniken aus der substanzgestützten Psychotherapie wie das sogenannte „Journaling“, Zeit in der Natur, Zeit für sich und Erholung, Meditation und gesunde Ernährung gelten auch für KAH.

Fallgeschichte

32-jährige Frau mit schweren Depressionen und Suizidgedanken. Selbstständig, verheiratet und Mutter von zwei Kindern. Sieben KAH-Sitzungen mit jeweils 0.5 mg / KG.

Seit circa 15 Jahren leidet die Patientin unter einer schweren Depression, und jeder neue Tag stellt für sie eine große Herausforderung dar. Des Weiteren leidet Sie unter den Nachfolgen eines Bandscheibenvorfalls und regelmäßiger Migräne. Die Patientin hat bereits eine langjährige Psychotherapie und mehrere Klinikaufenthalte hinter sich. In diesen Behandlungen habe sie viel an sich gearbeitet, wobei sich an ihrer Depression nichts geändert habe. Seit einiger Zeit probiere sie im Selbstversuch Microdosing Psilocybin aus, wodurch ihre Stimmung mehr schwanke. Es gebe einige gute sowie einige sehr schlechte Tage. Trotz ausreichendem Schlaf sei sie stets antriebslos.

Als Kind habe sie durch einen Pfleger sexualisierte Gewalt erlebt, woran sie sich erst 35 Jahre später erinnerte. Ihre Eltern kümmerten sich kaum um sie und in der Schule wurde sie gemobbt. Das Zeigen von eigenen Gefühlen und von Schwäche falle ihr sehr schwer, und sie habe das Gefühl, als würde sie sich vor sich selbst verstecken. Das tiefe Gefühl der Einsamkeit und Traurigkeit begleite sie seit Jahren, und sie fühle sich ihr Leben lang im Stich gelassen. Sie sei oft auf sich allein gestellt, was dazu führe, dass sie am liebsten alles allein tue. Sie habe den Wunsch, Kopf und Herz zu verbinden. Wenn sie von ihren Emotionen überflutet werde, reagiere sie aggressiv. In solchen Phasen komme es öfter dazu, dass sie sich von ihrem Ehemann trenne.

Alltagsbegleitend erhielt die Klientin über einen Zeitraum von zwei Monaten sechs KAH-Behandlungen mit zwischenzeitlich einzelnen Hypnosesitzungen. Trotz Unsicherheiten und Bedenken fühlte sich die Patientin nach der ersten KAH-Behandlung deutlich besser gelaunt, was auch ihre Familie bemerke. Sie erlebte sich als selbstwirksamer und gelassener. „Es war wirklich schon zum ersten Mal warm und angenehm. Ganz langsam. Keine Angst. Ruhe. Als ob die Glut nie ausgeht. Es ist sicher.“

Einige Tage nach der ersten KAH-Sitzung überkommt die Klientin Angst, dass der positive Effekt nicht lange anhalten könnte.

Wir beginnen die Sitzung mit einer Entspannungsinduktion. Angekommen in einem angstfreien und entspannten Zustand, frage ich sie, wo sie sich befinde. „In einer sehr trockenen und heißen Landschaft. Ähnlich wie im Yosemite Park in den Staaten. Die Erde ist rotbraun, und weit und breit gibt es keinen Menschen.“ Wir explorieren diese Landschaft und stellen fest, dass es hier nicht viel für sie gibt und sie sich gerne auf den Weg machen würde. Da taucht ein alter schwarzer Cadillac auf. Dieser gefällt ihr sehr gut, und ich schlage ihr vor, damit loszufahren. Doch leider springt er nicht an. Ich lade sie dazu ein, um das Auto herumzugehen und nachzuschauen, ob sie herausfinden kann, was an dem Auto defekt ist. Sie entdeckt viel Rost und veraltete Schläuche. Wir machen die Motorhaube auf und inspizieren den Motor. Dieser ist zwar alt, doch noch funktionstüchtig. Sie entdeckt, dass der Benzintank leer ist, so dass sie nicht losfahren kann. Daraufhin biete ich ihr einen Wolf an, der sie zur nächsten Tankstelle tragen kann. Sie begegnet dem schwarzen Wolf, mit dem sie sich langsam vertraut macht, und lässt sich von ihm zur nächsten Tankstelle tragen. Mit dem gefüllten Kanister kommen die beiden zurück zu ihrem Cadillac, und sie beginnt die Fahrt durch die einsame Landschaft. Der Wolf fährt sogar mit. Langsam wird es Abend, sie sieht, wie sich der Himmel in einen funkelnden Sternenhimmel verwandelt und der Mond ihr den Weg leuchtet. Sie entscheidet sich, zu einer Werkstatt zu fahren. Dort wird ihr geliebter Cadillac versorgt und sie lässt ihn reparieren.

In der Integrationssitzung erkennt die Patientin die Wichtigkeit, sich darum zu kümmern, dass ihre Batterien rechtzeitig aufgeladen werden und der Tank voll ist, bevor sie sich in die Arbeit stürzt oder sich um andere kümmert. In den folgenden KAH-Sitzungen taucht mal das Auto oder mal der Wolf auf. Gemeinsam erkunden sie unterschiedlichste Wegstrecken. Tiefe Schluchten werden überquert und sehr kurvige Gebirgsstraßen befahren, bei denen die Bremsen getestet werden.

Der Effekt der zweiten KAH-Sitzung hält deutlich länger an, und die Patientin wird selbstbewusster. Bemerkenswert ist der Rückgang ihrer Suizidgedanken. „Ein unfassbarer Unterschied. So wie in der letzten Woche ging es mir schon lange nicht mehr! Ich habe keine Suizidgedanken mehr. Das mir etwas hilft bei Suizid ist unglaublich. Es war wirklich toll!“

Sechs Wochen nach Beginn der Behandlung ist die Klientin noch immer symptomfrei und sagt: „Ich hatte noch nie so einen Effekt ohne Nebenwirkungen“. In der fünften Sitzung erfährt sie eine sogenannte “Alleinheitserfahrung”. Sie fühlt sich eins mit dem Universum, der Welt und sich selbst. Diese Verbundenheitserfahrung wirkt sich auch positiv auf den Umgang mit ihren Eltern aus, denen sie nun gelassener begegnen kann. Auch gegenüber ihren Kindern habe sie mehr Geduld und Freude daran, sich mit ihnen zu beschäftigen: „Stellen Sie sich vor, ich saß in Ruhe mit meinem kleinen Sohn da und habe ihm geholfen, sein Armband wieder aufzufädeln, ohne die Geduld zu verlieren!" Sie bemerkt, dass sie immer zuverlässiger und ruhiger wird: „Je mehr Geduld ich habe, desto besser geht es mir." Trotz der vielen positiven Veränderungen im Fühlen, Erleben und Verhalten zieht sie sich noch manchmal aus sozialen Situationen zurück und flüchtet. Alte Denkmuster tauchen auf und sie fühlt sich überfordert und gestresst angesichts eines neuen Projekts bei der Arbeit. Die Sorge, dass die Behandlungen nicht mehr anschlagen könnten, macht sich breit und Zweifel tauchen auf. In der sechsten KAH kommt es zu einem Durchbruch. Sie kommt in tiefen Kontakt mit ihren Gefühlen und kann sich ihre Scham und Schuld eingestehen. Tränen der Befreiung fließen und Sie beginnt, sich zu vergeben. Ihre Schuldgefühle können gesehen werden und müssen nicht mehr durch Wut und Aggression verdeckt werden: „Es darf genau jetzt kommen. Es hat sich alles zusammengefügt. Es war sicher, sicher zu sein. Ich war meiner Seele ganz nah. Ich spüre eine ganz besondere Quelle der Kraft, Intuition, Liebe und Frieden. Alles ist in Ordnung, alles ist richtig (...) Ihre Therapie ist der Anschub, der es mir ermöglicht etwas anzufangen."

Feedback nach einem Jahr:

> Liebe Frau Adler,
> Es ist jetzt ziemlich genau ein Jahr her, seit wir uns kennengelernt haben. Und ich möchte Ihnen nochmal von Herzen danken: In diesem Jahr ging und geht es mir so gut wie seit vielen Jahren nicht mehr! Es hat sich in meinem Leben schon so viel zum Positiven geändert!

KAH-Fortbildungsprogramm und Supervision

Als Therapeut:innen ist die bestmögliche Versorgung unserer Klient:innen/Patient:innen für uns eine ethische Pflicht. Das wachsende Interesse an der Ketamintherapie erfordert eine verstärkte Aufklärung, den Austausch und vor allem die Weitergabe des gesammelten Wissens zwischen allen Beteiligten. Angesichts des sich rasant entwickelnden Marktes rund um die „Ketamintherapie" und einer Vielzahl von begleitenden therapeutischen Methoden wird eine fundierte Fortbildung auch aus berufsethischer Sicht dringlicher und eine kontinuierliche Begleitung der Klient:innen/Patient:innen immer wichtiger (Singh et al., 2017).

Um diesem Anspruch gerecht zu werden, bieten wir seit 2020 ein Fortbildungsprogramm in der Arbeit mit Ketamin und Hypnose für Ärzt:innen, Psycholog:innen und Therapeut:innen an. Das KAH-Programm zielt darauf ab, die Bereiche Medizin, Psychologie und Hypnose enger mit dem Ansatz zu verknüpfen und praktische Fähigkeiten in der Arbeit mit veränderten Bewusstseinszuständen zu entwickeln.

Die KAH-Fortbildung ermöglicht es Ärzt:innen, Therapeut:innen und Psycholog:innen nicht nur, ihre Ausbildung zu vertiefen und den Stand der aktuellen Forschung einzubeziehen, sondern auch, Selbsterfahrungen mit Ketamin und den dadurch ausgelösten Bewusstseinszuständen zu sammeln. Ziel ist es, Kolleginnen und Kollegen anzuleiten, diese Therapie in der Praxis, z. B. in der medizinisch-psychologischen Zusammenarbeit, durchführen zu können. Wenn diese bereits Erfahrung mit der Ketamintherapie haben oder überlegen, diese einzusetzen, bietet diese praktische Fortbildung einen guten Überblick und eine Plattform zum Austausch. Darüber hinaus können neue Werkzeuge und Fähigkeiten erworben werden.

Lesen Sie hier einen Kommentar von einem unserer Seminarteilnehmer, der als Klient seine erste Ketamininfusion von 0.5 mg / KG erhielt und hypnotherapeutisch begleitet wurde:

> „Ich war Klient und aktuell fühle ich mich ziemlich wohl, weil es eine sehr positive Erfahrung für mich war… Es war ein schöner Prozess… Da war diese Ebene von Erkennen und Erleben, beides gleichzeitig. Ich war überrascht, dass das unter dem Ketamin auch so geht. Hypnose ist mir vertraut. Ich konnte wirklich gut arbeiten damit, hatte zuvor zwei, drei Fragestellungen für mich überlegt und konnte dem nachgehen. Dabei war die Hypnosebegleitung richtig spannend. Ich hab das, was ich erlebt habe, dann auch für mich echt hilfreich umdeuten können. Ich muss sagen, ich bin echt beeindruckt, wie gut man das zusammen auch als Werkzeug benutzen kann. Ich bin da auch wirklich mit zwei, drei neuen Lösungen rausgegangen."

Im Anschluss daran empfehlen wir eine Nachbetreuung der Teilnehmer des KAH-Programms über sechs Monate, in denen wir selbst durchgeführte Ketamin-Behandlungen supervidieren.

KAH-Forschung

Bisher gibt es wenig Forschung zum Potential von Hypnosetherapie in Kombination mit der substanz-assistieren Psychotherapie (Lemercier & Terhune, 2018). KAH bietet Orientierung und Hilfe in diesem hochinteressanten, aber immer noch umstrittenen Bereich der Forschung und der praktischen Anwendung. Es gilt, sich vor Augen zu halten, dass jeder Anwendungsfehler bei einer der in der Therapie eingesetzten Substanzen zu einer pauschalen Ablehnung, Verurteilung und Kritik aller anderen substanz-gestützten Therapien führen kann.

Es ist noch unscharf, welche Vorteile von Hypnose, welche von Ketamin oder welche von der Kombination beider Verfahren kommen. Auch gilt es zu erkunden, wie sich die Persönlichkeit der Therapeut:in auf den Behandlungsverlauf auswirkt.

Unsere Beobachtungen aus der Praxis zeigen eine deutliche Reduktion der BDI-II Werte bei Vorher-nachher-Messungen sowie Follow-ups nach bis zu einem Jahr (Adler & Scheib, 2020).

Um die Wirksamkeit der KAH zu erforschen, wird aktuell das Forschungsprojekt „Keta-Mentalis" an der Universität Innsbruck geplant.

LITERATUR

aan het Rot, M., Collins, K. A., Murrough, J. W., Perez, A. M., Reich, D. L., Charney, D. S., & Mathew, S. J. (2010). Safety and Efficacy of Repeated-Dose Intravenous Ketamine for Treatment-Resistant Depression. *Biological Psychiatry*, *67*(2), 139–145. https://doi.org/10.1016/j.biopsych.2009.08.038

Adler, S.-C. A. (2020). *Veränderte Bewusstseinszustände - Wege einer neuen Psychotherapie? Das Potenzial der psychoaktiven Substanz Psilocybin*. Carl-Auer Systeme Verlag. https://www.carl-auer.de/veranderte-bewusstseinszustande-wege-einer-neuen-psychotherapie

Adler, S.-C. A., & Scheib, M. (2020). Ketamine-Hypnosis Package (KHP): A Clinical Case Study for the treatment of depression and addiction administering Ketamine with Hypnotherapy. *The Journal of Psychedelic Psychiatry LLC*, *2*(4). https://www. journalofpsychedelicpsychiatry.org/_files/ugd/e07c59_8f7c893c6 ba9492b8372b 7d8fcee8e49.pdf

Barber, T. X. (1970). *LSD, Marihuana, Yoga, and Hypnosis*. Aldine.

Bennett, R. (2020). Ethical Guidelines for Ketamine Clinicians and Commentary. *The Journal of Psychedelic Psychiatry*, *2*(4). https://www.journalofpsychedelicpsychiatry.org/_files/ugd/e07c59_7a4cb64595a24f20abc0cb43b74d15ef.pdf

Carhart-Harris, R. L., Leech, R., Erritzoe, D., Williams, T. M., Stone, J. M., Evans, J., Sharp, D. J., Feilding, A., Wise, R. G., & Nutt, D. J. (2013). Functional connectivity measures after psilocybin inform a novel hypothesis of early psychosis. *Schizophrenia Bulletin*, *39*(6), 1343–1351. https://doi.org/10.1093/schbul/sbs117

Das, R., Gale, G., Walsh, K., Hennessy, V., Iskandar, G., Mordecai, L., Brandner, B., Kindt, M., Otten, L., Curran, V., & Kamboj, S. (2019). Ketamine reduces alcohol consumption in hazardous drinkers by interfering with the reconsolidation of drinking memories: Preliminary findings. *European Neuropsychopharmacology*, *29*(2005), 486–487. https://doi.org/10.1016/j.euroneuro.2018.11.728

Deeley, Q., Oakley, D. A., Toone, B., Giampietro, V., Brammer, M. J., Williams, S. C. R., & Halligan, P. W. (2012). Modulating the Default Mode Network Using Hypnosis. *International Journal of Clinical and Experimental Hypnosis*, *60*(2), 206–228. https://doi.org/10.1080/00207144.2012.648070

Feder, A., Costi, S., Rutter, S. B., Collins, A. B., Govindarajulu, U., Jha, M. K., Horn, S. R., Kautz, M., Corniquel, M., Collins, K. A., Bevilacqua, L., Glasgow, A. M., Brallier, J., Pietrzak, R. H., Murrough, J. W., & Charney, D. S. (2021). A Randomized Controlled Trial of Repeated Ketamine Administration for Chronic Posttraumatic Stress Disorder. *American Journal of Psychiatry*, *178*(2), 193–202. https://doi.org/10.1176/appi.ajp.2020.20050596

Grünholz, G. (1971). Autohypnosis replaces LSD. *Z Allgemeinmed*, *47*, 856–859.

Gubel, I. (1962). Hallucinogenic drugs and hypnosis in psychotherapy. *Am J Clin Hypn*, *4*, 169–173.

Halpern, S. (1961). On the similarity between hypnotic and mescaline hallucinations. *Int J Clin Exp Hypn*, *9*, 139–149.

Ivan Ezquerra-Romano, I., Lawn, W., Krupitsky, E., & Morgan, C. J. A. (2018). Ketamine for the treatment of addiction: Evidence and potential mechanisms. *Neuropharmacology*, *142*, 72–82. https://doi.org/10.1016/j.neuropharm.2018.01.017

Jansen, K. L. R. (2001). *Ketamine: Dreams and realities*. Multidisciplinary Association for Psychedelic Studies (MAPS).

Krippner, S. (1964). The hypnotic trance, the psychedelic experience, and the creative act. *Am J Clin Hypn*, *7*, 140–147.

Krupitsky, E., Burakov, A., Romanova, T., Dunaevsky, I., Strassman, R., & Grinenko, A. (2002). Ketamine psychotherapy for heroin addiction: Immediate effects and two-year follow-up. *Journal of Substance Abuse Treatment*, *23*(4), 273–283. https://doi.org/10.1016/S0740-5472(02)00275-1

Lemercier, C. E., & Terhune, D. B. (2018). Psychedelics and hypnosis: Commonalities and therapeutic implications. *Journal of Psychopharmacology*, *32*(7), 732–740. https://doi.org/10.1177/0269881118780714

Levine, J, & Ludwig, A. M. (1965). Alterations in consciousness produced by combinations of LSD, hypnosis and psychotherapy. *Psychopharmacologia* , *7*, 123–137.

Levine, J., & Ludwig, A. M. (1966). The hypnodelic treatment technique. *Int J Clin Exp Hypn* , *14*, 207–213.

Levine, J., Ludwig, A. M, & Lyle, W. H. Jr. (1963). The controlled psychedelic state. *Am J Clin Hypn*, *14*, 163–164.

Marks, M., & Cohen, I. G. (2021). Psychedelic therapy: a roadmap for wider acceptance and utilization. *Nature Medicine*, *27*(10), 1669–1671. https://doi.org/10.1038/s41591-021-01530-3

McGirr, A., Berlim, M. T., Bond, D. J., Fleck, M. P., Yatham, L. N., & Lam, R. W. (2015). A systematic review and meta-analysis of randomized, double-blind, placebo-controlled trials of ketamine in the rapid treatment of major depressive episodes. *Psychological Medicine*, *45*(4), 693–704. https://doi.org/10.1017/S0033291714001603

Memon, R. I., Naveed, S., Faquih, A. E., Fida, A., Abbas, N., Chaudhary, A. M. D., & Qayyum, Z. (2020). Effectiveness and Safety of Ketamine for Unipolar Depression: a Systematic Review. *Psychiatric Quarterly*, *91*(4), 1147–1192. https://doi.org/10.1007/s11126-020-09830-6

Moghaddam, B. (2021). Ketamine. In *MIT Press*.

Park, L. T., Falodun, T. B., & Zarate, C. A. (2019). Ketamine for Treatment-Resistant Mood Disorders. *FOCUS*, *17*(1), 8–12. https://doi.org/10.1176/appi.focus.20180030

Passie, T., Adams, H.-A., Logemann, F., Brandt, S. D., Wiese, B., & Karst, M. (2021). Comparative effects of (S)-ketamine and racemic (R/S)-ketamine on psychopathology, state of consciousness and neurocognitive performance in healthy volunteers. *European Neuropsychopharmacology*, *44*, 92–104. https://doi.org/10.1016/j.euroneuro.2021.01.005

Patterson, D. R., Hoffer, C., Jensen, M. P., Wiechman, S. A., & Sharar, S. R. (2018). Ketamine As a Possible Moderator of Hypnotizability: a Feasibility Study. *International Journal of Clinical and Experimental Hypnosis*, *66*(3), 298–307. https://doi.org/10.1080/00207144.2018.1460559

Phillips, J. L., Norris, S., Talbot, J., Hatchard, T., Ortiz, A., Birmingham, M., Owoeye, O., Batten, L. A., & Blier, P. (2020). Single and repeated ketamine infusions for reduction of suicidal ideation in treatment-resistant depression. *Neuropsychopharmacology*, *45*(4), 606–612. https://doi.org/10.1038/s41386-019-0570-x

Revenstorf, D. (2017). Hypnose und Hypnotherapie. Psychotherapieverlag.

Revenstorf, D., & Peter, B. (2015). Hypnose. In *Psychotherapie, Psychosomatik und Medizin. Manual für die Praxis* (3. Aufl.). Springer Medizin Verlag.

Singh, I., Morgan, C., Curran, V., Nutt, D., Schlag, A., & McShane, R. (2017). Ketamine treatment for depression: opportunities for clinical innovation and ethical foresight. *The Lancet Psychiatry*, *4*(5), 419–426. https://doi.org/10.1016/S2215-0366(17)30102-5

Sinner, B., & Graf, B. M. (2008). Ketamine. In *Modern Anesthetics* (S. 313–333). Handbook of Experimental Pharmacology, vol 182. Springer Berlin Heidelberg. https://doi.org/10.1007/978-3-540-74806-9_15

Stewart, J. H. (2005). Hypnosis in contemporary medicine. *Mayo Clinic Proceedings*, *80*(4), 511–524. https://doi.org/10.4065/80.4.511

Taylor, J. H., Landeros-Weisenberger, A., Coughlin, C., Mulqueen, J., Johnson, J. A., Gabriel, D., Reed, M. O., Jakubovski, E., & Bloch, M. H. (2018). Ketamine for Social Anxiety Disorder: A Randomized, Placebo-Controlled Crossover Trial. *Neuropsychopharmacology*, *43*(2), 325–333. https://doi.org/10.1038/npp.2017.194

Wolfson, P. E. (2014). Ketamine—its history, uses, pharmacology, therapeutic practice, and an exploration of its potential as a novel treatment for depression. International Journal of Transpersonal Studies, 33(2), 33–39. *International Journal of Transpersonal Studies, 33* (2). https://doi.org/10.24972/ijts.2014.33.2.33

Zhou, Y., Wang, C., Lan, X., Li, W., Chao, Z., Wu, K., McIntyre, R. S., & Ning, Y. (2022). Cognitive Function Mediates the Anti-suicide Effect of Repeated Intravenous Ketamine in Adult Patients With Suicidal Ideation. *Frontiers in Psychiatry, 13*. https://doi.org/10.3389/fpsyt.2022.779326

Ketamin in Verbindung mit Psychotherapie und Hirnstimulationsverfahren

Mario Scheib

Geschichte

Ketamin wurde in den sechziger Jahren des letzten Jahrhunderts als Anästhetikum entwickelt und 1970 durch die FDA zugelassen. Eine erste breite Anwendung erfuhr es im Vietnamkrieg. Die Vorteile: Keine Atemdepression, Schutzreflexe bleiben erhalten, Verabreichung intravenös, intramuskulär (notfalls durch die Hose) oder nasal möglich.[1]

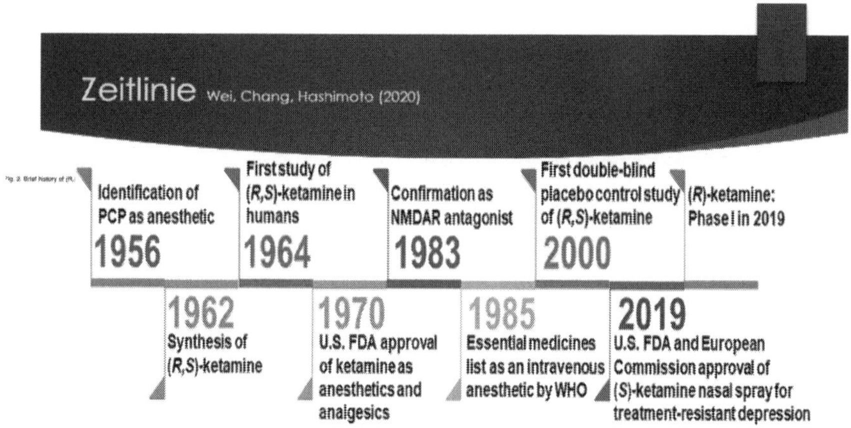

Meine erste Bekanntschaft mit Ketamin machte ich in meiner Eigenschaft als Notarzt Mitte der achtziger Jahre. Ich lernte es als sicheres, unproblematisches Medikament kennen, welches wir Patienten zur Schmerzausschaltung bei großflächigen Verbrennungen, bei Frakturen und bei eingeklemmten Unfallopfern bis zur Bergung durch die Feuerwehr verabreichten. Auch damals setzte ich es off-label ein: beim therapieresistenten Status Asthmaticus.

---

[1] Yan Wei, Lidia Chang & Kenji Hashimoto (2020) A historical review of antidepressant effects of ketamine and its enantiomers

Als ich Mitte der neunziger Jahre dann hörte, dass man Ketamin auch zur Behandlung von Depressionen einsetzen kann, probierte ich es gleich aus – unter intensivmedizinischen Bedingungen im Krankenhaus. Die erste Patientin litt unter einer schweren depressiven Krise mit Suizidgedanken. Eine zweite Infusion sagte sie ab, da es ihr gut ginge. Zwei Jahre später ging es ihr immer noch gut. Sicher eine absolute Ausnahme, aber sie ermutigte mich, weiter diesen Weg zu gehen.

Psychiater konnten diesen Weg meist nicht nachvollziehen. Eine psychiatrische Chefärztin meinte, ich würde ja den Teufel mit Beelzebub austreiben. Obwohl ich für meine Ketaminbehandlungen die Erlaubnis des ärztlichen Direktors des Krankenhauses, an dem ich als Belegarzt arbeitete, hatte bewirkte der Leiter der psychiatrischen Abteilung, dass ich trotz der nachweislichen Erfolge an diesem Krankenhaus keine Patienten mehr mit Ketamin behandeln durfte. Zum Glück eröffnete wenig später eine neue Privatklinik, an der ich mit meinem Team dieses Therapiekonzept weiterführen und auch weiterentwickeln konnte.

Auf die Frage, die mir immer wieder gestellt wurde, warum sich dieses offenbar so erfolgreiche Therapiekonzept nicht so schnell weiterverbreitet, kann ich nur mutmaßen: Psychiater haben Angst vor Narkosemitteln und Anästhesisten Angst vor Psychotherapie. Wobei ich manchen Kolleginnen und Kollegen sicher unrecht tue.

Pharmakologie

Ketamin besteht aus einem R- und einem S-Enantiomer. Esketamin wurde 1997 von der FDA als Narkosemittel zugelassen, da es bei stärkerer Wirksamkeit weniger zu unangenehmen dissoziativen Effekten führt. 2019 wurde es von Janssen als Nasenspray auf den Markt gebracht und ist zur Depressionsbehandlung zugelassen.

Aus meiner Sicht hat Janssen damit einen genialen Schachzug getan. Racemisches Ketamin hatte keinen Patentschutz mehr und ist extrem billig. Die Zulassung von Esketamin als Nasenspray war patentierbar und das Präparat konnte zu einem extrem hohen Preis auf den Markt gebracht werden, obwohl nicht ganz sicher ist, dass es die gleichen Vorteile bringt wie Racemat. Aber vom Marketing finde ich es genial: Ein Nasenspray wie bei einem Schnupfen. Das wirkt gleich viel weniger bedrohlich als eine Infusion, auch wenn die sich besser steuern lässt.

Die Bioverfügbarkeit bei intranasaler Anwendung beträgt knapp 50%, bei oraler Aufnahme nur 16 bis 20%, sublingual etwa 25%. Eine intravenöse oder intramuskuläre Anwendung garantiert eine volle Bioverfügbarkeit und ist deshalb für die meisten Anwendungen vorzuziehen.[2] Die Eliminationshalbwertszeit liegt bei einer kontinuierlichen iv-Infusion bei 79 Minuten. Die Wirkung bleibt aber deutlich länger erhalten, über Tage, Wochen oder manchmal noch länger. Man spricht von einem Hit-and-go-Effekt. Vereinfacht ausgedrückt: Ketamin öffnet im Gehirn eine Tür, die dann unterschiedlich lang geöffnet bleibt. Um es vorwegzunehmen: Genau das ist der Grund, weshalb man Ketamin unbedingt mit anderen therapeutischen Interventionen kombinieren sollte.

Ketamin ist im Allgemeinen sehr gut verträglich. Die LD50, also die Dosis an der die Hälfte der Versuchstiere an einer Überdosierung verstirbt, liegt um den Faktor 300 oberhalb der zur Depressionsbehandlung verwendeten Dosis. Zum Vergleich: Die LD50 bei gängigen Antidepressiva, wie z. B. Citalopram oder Fluoxetin liegen deutlich unter dem Faktor 100.

Wirkungen und Nebenwirkungen

Wir haben es also mit einem sehr sicheren Medikament zu tun. Trotzdem sollten einige mögliche Indikationseinschränkungen beachtet werden:

Ketamin kann einen Blutdruckanstieg bewirken, ebenso einen Anstieg des Augeninnendrucks und des Hirndruckes. Bei Patientin mit einem systolischen Blutdruck über 180 sollte deshalb zunächst der Blutdruck eingestellt werden. Das gilt auch für ein schlecht eingestelltes Glaukom. Bei Patienten mit Hirndrucksymptomatik verbietet sich die Anwendung von Ketamin von selbst. Patienten mit schwerer Herzinsuffizienz sind ebenfalls auszuschließen, genau so wie Patienten mit unbehandelter Hyperthyreose, instabiler Angina Pectoris und schwerer koronarer Ischämie.

In älteren Veröffentlichungen taucht als Kontraindikation immer wieder eine Suchtanamnese auf.[3] Da Ketamin auch in der Partyszene benutzt wird schloss man etwas voreilig darauf, dass man es bei Suchtkrankheiten nicht einsetzen dürfe. Heute weiß man, dass das Gegenteil richtig ist: mit Ketamin kann man das Suchtgedächtnis überschreiben und es eignet sich hervorragend zur Behandlung von verschiedenen Suchterkrankungen.

Ebenfalls als Kontraindikation gilt eine Psychose mit produktiver Symptomatik. Zunächst scheint das auch einleuchtend, da es unter Ketamin auch zu Psychose ähnlichen Halluzinationen kommen kann. Nach meiner

---

[2] J.A. Clements, W.S. Nimmo & I.S. Grant (1982) Bioavailability, Pharmacokinetics, and Analgesic Activity of Ketamine in Humans

[3] Maria Gilles, Alexander Sartorius & Michael Deuschle (2019) Ketamin in der Behandlung affektiver Störungen

Kenntnis gibt es dazu aber keinerlei aussagekräftige Studien. Eine Behandlung einer schweren Depression mit psychotischen Anteilen würde ich also nicht ablehnen. Neuere Untersuchungen bestätigen mich darin.[4]

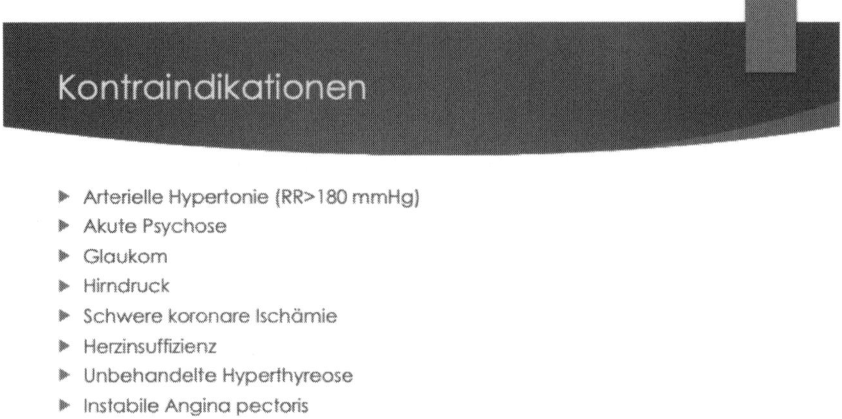

Während man für eine Kurznarkose 1 bis 2 mg/kg KG iv als Bolus gibt, verwendet man in der psychiatrischen Behandlung meist 0,5 bis maximal 1 mg/kg KG über 40 Minuten als kontinuierliche iv-Infusion. Eine Dosis unter 0,3mg/kg KG scheint eine geringere Effektstärke zu haben, Dosen oberhalb 1 mg/kg KG scheinen wiederum keine höhere Wirksamkeit zu haben. Man geht davon aus, dass über einen gewissen Zeitraum eine Mindestkonzentration von Ketamin im Gehirn wirksam sein muss. Die häufigste Anwendung und die beste Studienlage besteht für 0,5mg/kg über 40 Minuten.

In den vielen Jahren, die ich inzwischen mit Ketamin arbeite, habe ich noch keinen ersten Zwischenfall erlebt. Trotzdem sollte jeder Arzt, der mit Ketamin arbeitet, in der Lage sein, Notfälle zu beherrschen. Dazu gehört Material zur Stabilisierung von Kreislauf und Atmung und zur Behandlung von allergischen Reaktionen und man sollte als Arzt auch im Umgang damit geübt sein. Die Überwachung der Sauerstoffsättigung und des Blutdruckes sollte sichergestellt sein, eine kontinuierliche EKG-Überwachung erscheint

[4] Jolien K.E: Veraart et al (2021) Ketamine Treatment for Depression in Patients With a History of Psychosis or Current Psychotic Symptoms: A Systematic Review

bei Nicht-Risiko-Patienten entbehrlich. EKG und Defibrillator sollten aber für Notfälle zur Verfügung stehen.[5]

Als dissoziatives Medikament führt Ketamin teilweise zu einer veränderten Körperwahrnehmung und zu milden Halluzinationen. Deshalb wird es in der Anästhesie und der Notfallmedizin immer in Kombination mit einem Benzodiazepin gegeben. Es ist auch naheliegend, dass Halluzinationen bei einem Verkehrsunfall oder im OP-Vorbereitungsraum eher angstbesetzt sind. In der Partyszene wird Ketamin aber benutzt, um schöne Träume zu haben. Dazu trägt natürlich die Umgebung bei: angenehmes, Sicherheit gebendes, geräuscharmes Ambiente, eventuell schöne Musik im Hintergrund. Wenn man auch im psychiatrischen Bereich diese Voraussetzungen schafft, werden Patienten auch keine Horrortrips berichten, sondern allenfalls eine angenehme Reise in die Vergangenheit oder die Zukunft. Wichtig also: Immer beim Patienten bleiben und Sicherheit und Geborgenheit vermitteln! Laute Geräusche in der Umgebung vermeiden! Es gibt aber Kliniken und Praxen, die grundsätzlich Ketamin mit Benzodiazepinen oder sogar mit Propofol kombinieren. Dann bleibt zwar die antidepressive Ketaminwirkung im Wesentlichen erhalten, man nimmt sich aber die Chance, in dem veränderten Bewusstseinszustand psychotherapeutisch zu intervenieren (Ketamin gestützte Psychotherapie). Ich sehe Halluzinationen also nicht als unerwünschte Nebenwirkung, sondern als Chance für die Psychotherapie, besonders auch für die Hypnotherapie.

Manche Patienten vergleichen diesen Zustand auch mit einem leichten betrunken sein. Es kann eine leichte Übelkeit auftreten, in sehr seltenen Fällen Brechreiz. Die Geräuschempfindlichkeit steigt. Formen und Farben können sich während der Infusion verändern, ebenso die Wahrnehmung des eigenen Körpers. Wenn die Patienten darauf vorbereitet sind, wird das meist als angenehm und interessant wahrgenommen. Fehlt diese Vorabinformation kann es zu Panikanfällen kommen, bei denen die Infusion sofort gestoppt werden sollte. Sie kann dann meist nach Abklingen der Angst weitergeführt werden.

Wir verwenden deshalb auch keine Infusionspumpen, sondern einfache Systeme mit Tropfkammer. Therapeut und ggf. sogar der Patient selbst können dann gut erlebbar den Durchfluss steuern und bei Bedarf unterbrechen. Der Patient hat immer die volle Kontrolle - bis er bereit ist, sie aufzugeben.

---

[5] Jennifer Swainson et al (2021) The Canadian Network for Mood and Anxiety Treatments (CANMAT) Task Force Recommendations for the Use of Racemic Ketamine in Adults with Major Depressive Disorder

Psychotherapeutisch interessant ist, dass manchen Patienten sich während der Infusion an längst vergessene Ereignisse erinnern und diese dann teilweise auch neu bewerten. Nicht selten sind auch ein Verschmelzungsgefühl mit der Umwelt und ein Gefühl eines tiefen inneren Friedens. Patienten verlieren dabei die Angst vor dem Tod. Das macht Ketamin auch interessant für die Palliativmedizin.[6] Manchmal kommt es auch zu Euphorie und Albernheit. Einmal habe ich erlebt, dass ein Patient einen Lachanfall bekam, der über mehr als eine halbe Stunde anhielt.

Ein Anstieg des arteriellen Blutdrucks ist häufig, aber meist nur im Bereich weniger Millimeter Hg.

All diese Effekte werden – mit Ausnahme von Übelkeit und Schwindel – meist nicht als unangenehm wahrgenommen, wenn die Patienten darauf vorbereitet sind und sich sicher aufgehoben fühlen. Dazu zählt dann auch unbedingt die Anwesenheit des Therapeuten, der bei Bedarf die Infusion langsamer stellen oder kurz anhalten kann.

Ich kenne Settings, insbesondere aus den USA, in denen Patienten einfach nur an die Infusion und ein EKG angeschlossen werden und der überwachende Arzt sitzt in einem Nebenzimmer, von dem aus er gleichzeitig mehrere Patienten überwacht. Das trägt sicher nicht zum Gefühl der Sicherheit beim Patienten bei.

Unmittelbar nach der Infusion sind die Patienten noch nicht in der Lage, sich allein koordiniert zu bewegen. Auch hier gibt es große Unterschiede: Einige Patienten benötigen etwa eine halbe Stunde, um wieder geradeaus laufen zu können, bei anderen ist diese Fähigkeit bereits nach wenigen Minuten wieder vorhanden.

Schwindel, Übelkeit und Brechreiz halten meist nur fünfzehn bis dreißig Minuten an, in seltenen Fällen aber auch mal bis zum nächsten Tag. Auch der Blutdruck normalisiert sich üblicherweise innerhalb einer halben Stunde nach der Infusion.

Manche Patienten erleben bereits während der Infusion eine Reduktion von Anspannung und Bedrücktheit. Suizidgedanken verblassen und die Stimmung ist besser. Auch Schmerzen und Zwangsgedanken werden weniger. Bei vielen Patienten treten diese Veränderungen aber auch erst am kommenden Morgen oder nach weiteren Infusionen auf.

---

[6] Jessica Sexton, Rabia S Atayee & Heater C Bruner (2018) Case Report: Ketamine for Pain and Depression in Advanced Cancer

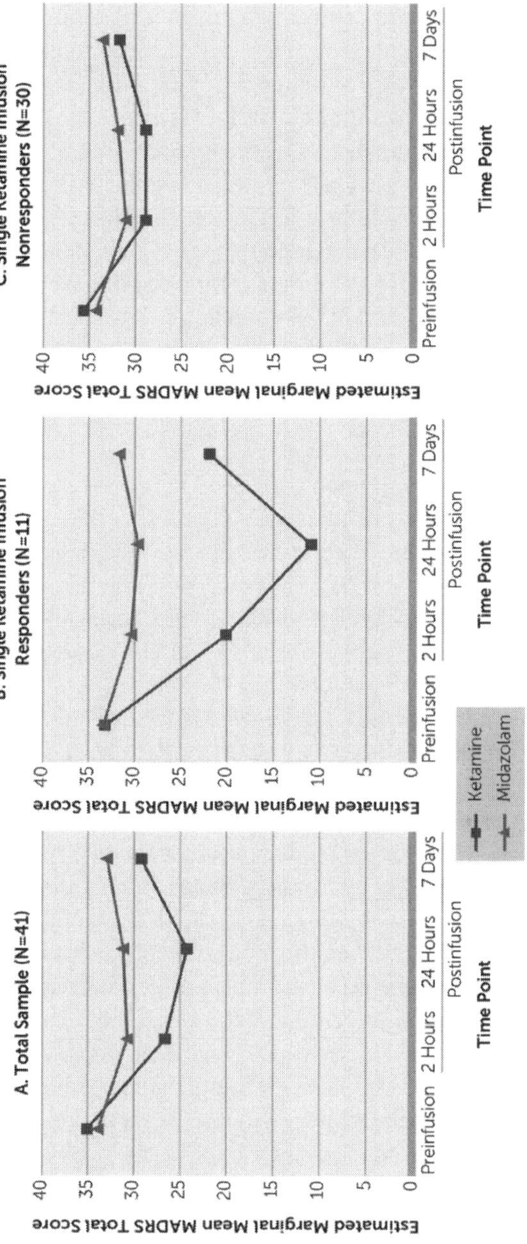

Aus Jennifer L Phillips et al. (2019)

In der Nacht nach einer Infusion schlafen manche Patienten sehr gut, andere wiederum berichten von einer vermehrten Traumaktivität und unruhigem Schlaf. Das erklärt sich gut aufgrund des Auftauchens von verdrängten oder vergessenen Erinnerungen. Ähnliche Intensivierung der Traumaktivität findet man auch nach bedeutenden Life-Events oder Traumata.

Wenn nach der ersten Infusion eine unmittelbare Verbesserung der Symptomatik eintritt ist auch nach den folgenden Infusionen mit einer weiteren Besserung zu rechnen.[7] Allerdings gibt es viele Patienten, die nach den ersten Infusionen noch keine Veränderung spüren. Sollte nach sechs Infusionen keinerlei Besserung eingetreten sein handelt es sich bei den Patienten vermutlich um Non-Responder. Aber in Ausnahmefällen sind auch noch später dramatische Verbesserungen beschrieben worden.

Bei der Wirkung des Ketamins sollte man differenzieren zwischen einer rein pharmakologischen Wirkung, die auch dann nachweisbar ist, wenn der Patient durch andere Medikamente ruhig gestellt wird, und der psychedelischen Wirkung, welche eine intensivere Psychotherapie ermöglicht.

Pharmakologisch wirkt Ketamin an vielen verschiedenen Rezeptoren und in verschiedenen Regionen des Gehirns. Wichtig für die Sofortwirkung scheint eine Hemmung der NMDA-Rezeptoren an der lateralen Habenula und einer Enthemmung nachgeschalteter Belohnungszentren zu sein. Zusätzlich aktiviert es GABA- und Opioid-Rezeptoren. Es hemmt die Wiederaufnahme von Katecholaminen an der synaptischen Endplatte. Auch Hydroxinorketamin, ein längerlebiger Metabolit des Ketamins, scheint eine eigene antidepressive Wirkung zu haben. Die Expression von Mikro-RNAs im präfrontalen Kortex wirkt positiv auf den Glutamatrezeptor Typ 4 und über den Glutamat AMPA Rezeptor im medialen präfrontalen Kortex wird die Ausschüttung des brain-derived neurotropic factor stimuliert.[1]

Die dadurch verbesserte Neuroplastizität ist ein wesentlicher Grund für die anhaltende Wirkung des Ketamins, nach lange nach der Metabolisierung der Substanz. Man geht heute davon aus, dass chronischer Stress und Depression mit Beeinträchtigungen der Neuroplastizität einher geht, was sich zum Beispiel durch neuronale Atrophie und dem Verlust von Synapsen im medialen präfrontalen Kortex und im Hippocampus zeigt. Ketamin erhöht die Konnektivität in diesen Bereichen und restauriert synaptische Strukturen im Frontalhirn und im Hippocampus.

---

[7] Jennifer L Phillips et al. (2019) Single, Repeated, and Maintenance Ketamine Infusions for Treatment-Resistant Depression: A Randomized Controlled Trial

Neuerdings wird für die Entstehung von Depressionen auch die Bedeutung des Darm-Mikrobioms und dessen Veränderungen bei Stress diskutiert. Auch darauf scheint sich Ketamin direkt auszuwirken.[8]

Neben der antidepressiven Wirkung haben Ketamin und Esketamin auch eine davon unabhängige unmittelbarere antisuizidale Wirkung. Auch diese Wirkung hält mehr als 24 Stunden nach einer einmaligen Ketamingabe an.

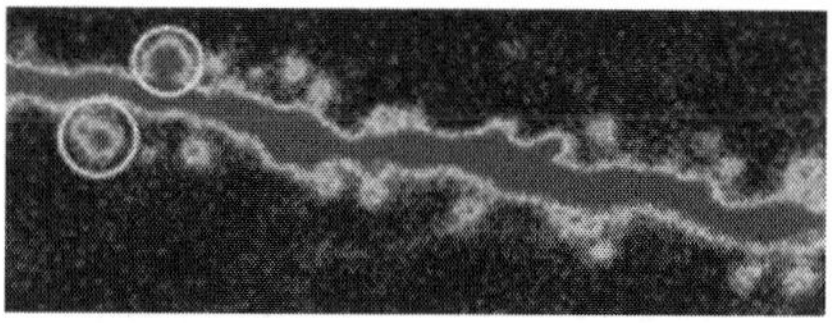

Above: A rat neuron prior to ketamine treatment.
Below: A rat neuron after ketamine treatment.
(Ronald Dunam/Yale University)

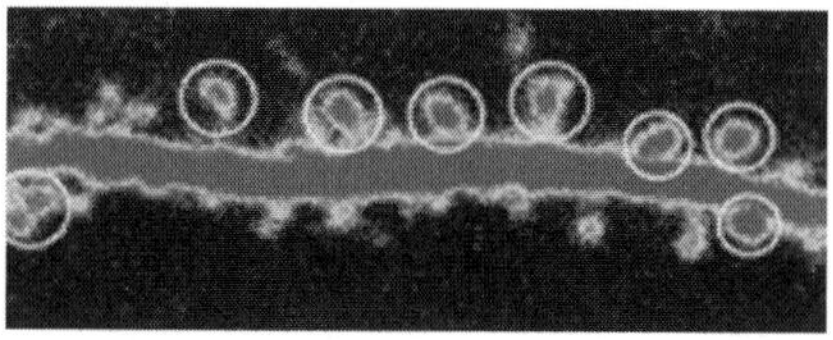

Bei Patienten, die bereits nach der ersten Infusion einen positiven Effekt zeigen, ist die Wahrscheinlichkeit, dass sie nach den nächsten Infusionen eine weitere Besserung zeigen, deutlich größer als bei denen, die erst nach der dritten oder vierten Gabe einen Rückgang der depressiven Symptomatik zeigen. Allerdings sind auch Fälle bekannt, bei denen ein antidepressiver Effekt erst nach der sechsten oder siebten Infusion auftritt.

Bei all den positiven Effekten sollte man nicht vergessen, dass es – je nach Studie und Kriterien – 10 bis 40% Non-Responder gibt. Da für viele Patienten der Therapieversuch mit Ketamin am vorläufigen Ende einer

---

[8] Anelise S. Carlessi (2019) Gut microbiota–brain axis in depression: The role of neuroinflammation

langen Leidensgeschichte mit vielen vergeblichen Medikamenten und Psychotherapien steht, sollte man besonders auf diese Patienten achten und weitere therapeutische Möglichkeiten wie EKT oder Vagusnervschrittmacher erörtern. Ein Anstieg der Suizidalität könnte sonst die Folge sein. Leider sind viele therapeutische Möglichkeiten auch in der Fachwelt nur unzureichend bekannt.

Die Wirkdauer ist individuell sehr unterschiedlich. Manche Patienten beschreiben Effekte, die nur einen Tag lang spürbar waren, bei anderen wird ein Rückgang der depressiven Symptome über Wochen beschrieben. Ein gängiges Konzept besteht in der initialen Verabreichung von drei Infusionen innerhalb einer Woche und dann jeweils einer Infusion pro Woche oder alle zwei Wochen. Damit lässt sich bei rund 60% der Patienten eine lang anhaltende Remission erzielen.[7] Bei einigen wenigen Patienten führt bereits eine einmalige Infusion zu dauerhaften Effekten. Das lässt sich am ehesten dadurch erklären, dass der vorübergehende Rückgang der depressiven Symptomatik die Patienten befähigt, wichtige Lebensentscheidungen zu treffen, die dann ihrerseits einen antidepressiven Effekt haben.

Indikationen

Razemisches Ketamin ist als Narkosemittel zugelassen. Jegliche Anwendung im Bereich der Psychiatrie oder Neurologie stellt eine Off-Label-Behandlung dar. Viele Kolleginnen und Kollegen schreckt das bei der Anwendung ab.

Unter Off-Label-Use wird der zulassungsüberschreitende Einsatz eines Arzneimittels außerhalb der von den nationalen oder europäischen Zulassungsbehörden genehmigten Anwendungsgebiete (Indikationen, Patientengruppen) verstanden. Grundsätzlich ist Ärztinnen und Ärzten eine zulassungsüberschreitende Anwendung von Arzneimitteln erlaubt. Eine Leistung der gesetzlichen Krankenversicherung (GKV) ist ein Off-Label-Use jedoch nur in Ausnahmefällen. (Gemeinsamer Bundesausschuss, g-ba.de) In der Pädiatrie sind schätzungsweise über 80% der verordneten Arzneimittel Off-Label-Use, in der Onkologie über 50%. Der sogenannte Compassionate-Use von Medikamenten im Arzneimittelgesetz besagt, dass Ärzte Wirkstoffe ohne Zulassung zur Abwehr einer Lebensbedrohung oder einer schweren gesundheitlichen Schädigung einsetzen dürfen. Voraussetzung dafür ist auch, dass man mit einem zugelassenen Medikament einen ähnlichen Behandlungserfolg voraussichtlich nicht schafft. Diese Voraussetzung ist bei therapieresistenten Depressionen wohl gegeben. Wichtig ist in jedem Fall eine hinreichende Aufklärung des Patienten.

Auch wenn die meisten Empfehlungen dahin gehen, eine Behandlung mit Ketamin erst dann zu beginnen, wenn eine therapieresistente Depression vorliegt, also mindestens zwei gängige Antidepressiva über einen hinreichend langen Zeitraum und in ausreichender Dosis erfolglos eingesetzt wurden, ist dieses Vorgehen im Sinne der Therapiefreiheit nicht zwingend erforderlich. Ich spreche hier allerdings von einer kurzzeitigen Anwendung, weil dabei bei Beachtung der Indikationseinschränkungen nach übereinstimmender Einschätzung der relevanten Studien mit keinerlei dauerhafter Schädigung zu rechnen und die Wirksamkeit als hoch einzuschätzen ist.[9]

Die Therapiefreiheit in Deutschland wurde durch ein Urteil des Bundesverfassungsgerichts aus dem Jahr 2005 bestätigt. „Es ist mit den Grundrechten aus Art. 2 Abs. 1 GG in Verbindung mit dem Sozialstaatsprinzip und aus Art. 2 Abs. 2 Satz 1 GG nicht vereinbar, einen gesetzlich Krankenversicherten, für dessen lebensbedrohliche oder regelmäßig tödliche Erkrankung eine allgemein anerkannte, medizinischem Standard entsprechende Behandlung nicht zur Verfügung steht, von der Leistung einer von ihm gewählten, ärztlich angewandten Behandlungsmethode auszuschließen, wenn eine nicht ganz entfernt liegende Aussicht auf Heilung oder auf eine spürbare positive Einwirkung auf den Krankheitsverlauf besteht."(1 BvR 347/98). Dass es sich bei schweren Depressionen um potenziell lebensbedrohliche Erkrankungen handelt ist wohl unstrittig. Fast 10.000 Suizide pro Jahr allein in Deutschland sprechen eine eindeutige Sprache. Ebenfalls ist bekannt, dass die gängigen antidepressiven Behandlungen bei vielen Patienten nicht wirksam sind.[10] Bis zu 60% der Patienten reagieren nicht auf herkömmliche antidepressive Medikamente![11] Daraus folgt, dass der Patient beim Versagen herkömmlicher antidepressiver Behandlung sogar einen Anspruch auf Kostenerstattung hat. Mehrere gesetzliche Krankenkassen übernehmen inzwischen zumindest anteilig die Behandlungskosten mit Ketamin.

Die meisten Arbeiten zur Anwendung von Ketamin in der Psychiatrie betreffen depressive Störungen. Allerdings gibt es zunehmend Veröffentlich-

---

[9] Bahji A, Zarate CA, Vazquez GH (2022) Expert Opinion on Drug Safety. Efficacy and safety of racemic ketamine and esketamine for depression: a systematic review and meta-analysis.

[10] Cipriani A, Furukawa TA, Salanti G, Atkinson L, Ogawa Y et al. (2018) Comparative efficacy and acceptability of 21 anti depressant drugs for the acute treatment of adults with mayor depressive disorder: a systematic review and networkmeta-analysis.

[11] Maurizio Fava (2003) Diagnosis and definition of treatment resistant depression.

ungen, die den Einsatz von Ketamin auch bei anderen Erkrankungen beschreiben, allerdings mit sehr unterschiedlicher Evidenz.

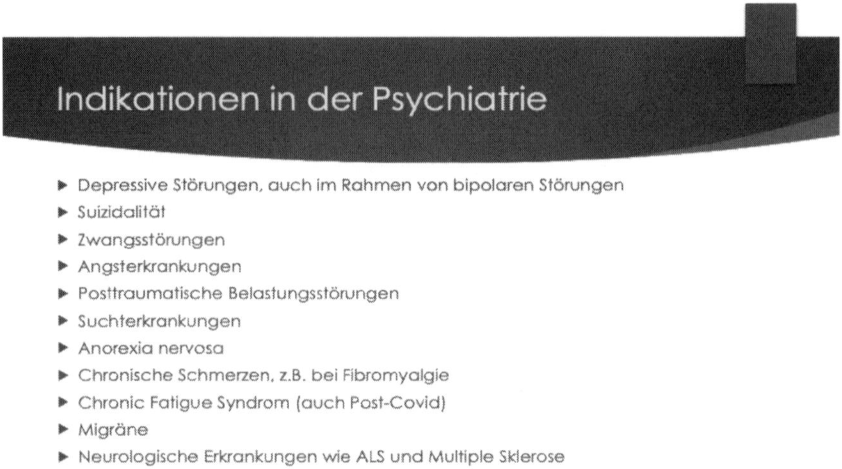

Depressionen (unipolar, Major Depressive Disorder)

Dabei ist die Evidenz eindeutig (level 1 evidence), sowohl bezüglich des schnellen Wirkungseintritts als auch betreffend der Wirksamkeit insgesamt. Besonders bemerkenswert ist die Wirkung bei therapieresistenten Depressionen, bei denen andere Antidepressiva in der Vergangenheit versagten.[12]

Bipolare Störungen

Bei depressiven Episoden im Rahmen einer bipolaren Störung ist Ketamin ähnlich wirksam wie bei unipolaren Depressionen. Die Befürchtung, dass das Auftreten von Manien begünstigt werden könnte, konnte bisher nicht bestätigt werden.[13]

---

[12] Jennifer Swainson et al (2021) The Canadian Network for Mood and Anxiety Treatments (CANMAT) Task Force Recommendations for the Use of Racemic Ketamine in Adults with Major Depressive Disorder

[13] Zack Walsh et al (2021): Ketamine for the treatment of mental health and substance use disorders: comprehensive systematic review

Suizidalität

Ketamin führt bei der Mehrzahl der Patienten zu einem sofortigen Rückgang der Suizidalität, was nicht auf depressive Störungen begrenzt ist. Die Reduktion von seelischem Schmerz scheint dabei eine Rolle zu spielen.[14] [15]

Zwangsstörungen

Mehrere Studien zeigen einen Rückgang der Zwangssymptome nach der Gabe von Ketamin. Allerdings ist die Studienlage sehr viel dünner als bei den Studien zu depressiven Störungen.[16]

Angststörungen

Zur Behandlung von Angststörungen, besonders auch sozialen Ängsten, mit Ketamin gibt es deutlich weniger kontrollierte Studien. Allerdings zeigen sich deutliche Hinweise auf eine Wirksamkeit bei Angststörungen.[17] [18]

Posttraumatische Belastungsstörungen

Viele Studien belegen die Wirksamkeit, allerdings scheint es auch Einschränkungen zu geben in Abhängigkeit vom Zeitpunkt der Behandlung und der verabreichten Dosis.[19], [20] In einer randomisierten, kontrollierten Studie beschreiben Feder et al. bei 67% der Patienten eine signifikante symptomatische Besserung nach mehreren Ketamin-Infusionen im Gegensatz zu nur 20% bei der Midazolam-Kontrollgruppe.[21]

---

[14] Mocrane Abbar et al (2021): Ketamine for the acute treatment of severe suicidal ideation: double blind, randomised placebo controlled trial

[15] Jiaqi Xiong et al (2020) The Acute Antisuicidal Effects of Single-dose Intravenous Ketamine and Intranasal Esketamine in Individuals with Major Depression and Bipolar Disorders: A Systematic Review and Meta-analysis

[16] Igor Bandeira et al (2022) Ketamine in the Treatment of Obsessive-Compulsive Disorder: A Systematic Review

[17] Elizabeth Whittaker et al (2021): Systematic review and meta-analysis of randomized controlled trials of ketamine in the treatment of refractory anxiety spectrum disorders

[18] Glue et al (2019) Effects of ketamine in patients with treatment-refractory generalized anxiety and social anxiety disorders: Exploratory double-blind psychoactive-controlled replication study

[19] Zach Walsh (2021): Ketamine for the treatment of mental health and substance use disorders: comprehensive systematic review

[20] Muhammad Asim et al (2021): Ketamine for post-traumatic stress disorders and it's possible therapeutic mechanism

[21] Feder et al. (2021) A Randomized Controlled Trial of Repeated Ketamine Administration for Chronic Posttraumatic Stress Disorder

Suchterkrankungen

Noch vor wenigen Jahren galt eine Suchterkrankung in der Anamnese oder gar eine aktuell bestehende als Kontraindikation. Da Ketamin in der Partyszene benutzt wird ging man auch von einem Suchtpotenzial oder einer Suchtverschiebung aus. Inzwischen wurde klar, dass sich Ketamin gerade zur Behandlung von Alkohol-, Opiat- oder Kokainabhängigkeit eignet, aber auch bei anderen Suchtstoffen und bei nicht stofflichen Abhängigkeiten.[22] Gerade bei Kokain habe ich mehrfach erlebt, wie Hochdosiskonsumenten (> 10,000 Euro an Kokain pro Monat) nach wenigen Infusionen keinerlei Lust auf die Substanz hatten und der Effekt über Monate stabil blieb.

Anorexie und andere Essstörungen

Bei Anorexie spielen meist auch Zwänge und depressive Störungen als Komorbidität eine Rolle. Da bei diesen Störungen Ketamin oft wirksam ist, macht ein Therapieversuch Sinn. Besonders sollte man hierbei bedenken, dass trotz State-of-the-art Behandlung die Mortalität bei Anorexia nervosa noch fast 20% beträgt, was zusätzliche neue Wege rechtfertigt. Neuere Studien dazu zeigen durchaus positive Resultate.[23] [24]

Chronische Schmerzen

Ketamin hat in der Schmerzbehandlung zwar schon lange seinen Platz, in letzter Zeit versteht man aber zunehmend, dass der Effekt auch über die affektive Ebene kommt.[25] So gehen chronischer Schmerz und Depression oft miteinander einher. Besonders bei Fibromyalgie zeigt sich dieser Zusammenhang; eine zumindest vorübergehende Wirkung konnte in mehreren Studien nachgewiesen werden.[26]

---

[22] Jennifer L. Jones et al (2018): Efficacy of Ketamine in the Treatment of Substance Use Disorders: A Systematic Review

[23] Giovanni Martinotti et al (2021): Therapeutic Potentials of Ketamine and Esketamine in Obsessive–Compulsive Disorder (OCD), Substance Use Disorders (SUD) and Eating Disorders (ED): A Review of the Current Literature

[24] Daniel F. Hermens et al (2020): Anorexia nervosa, zinc deficiency and the glutamate system: The ketamine option

[25] Yunpeng Yang, Dermont P. Maher & Steven P. Cohen (2020): Emerging concepts on the use of ketamine for chronic pain

[26] Mila Pastrak et al (2021): Systematic Review of the Use of Intravenous Ketamine for Fibromyalgia

Chronische Migräne

Als Sonderform einer chronischen Schmerzerkrankung hat sich bei Migräne in der letzten Zeit die Behandlung mit Ketamin teilweise bewährt.[27] Mehrere Patienten, die aufgrund von Depressionen oder PTSD bei uns in Behandlung waren, berichteten spontan, dass eine ebenfalls bestehende Migräne seitdem deutlich besser wurde oder es über einen längeren Zeitraum nicht mehr zu Anfällen kam.

Neurologische Erkrankungen (Chronic Fatigue Syndrome, Long-Covid, Multiple Sklerose, ALS, Autoimmunerkrankungen)

Dabei ist die Datenlage recht dünn. Es gibt aber theoretische Überlegungen und Ergebnisse aus Tierversuchen, die durchaus hoffnungsvoll sind.[28] Ein Mechanismus, dem dabei eine zentrale Rolle zugeschrieben wird, ist die Reduktion von intrazellulären D-Serinen durch Ketamin, [29] [30] [31] Eine eigene, derzeit noch nicht abgeschlossene kleinere Studie bei Long-Covid-Patienten zeigt nach sechs Ketamin-Infusionen in Kombination mit rTMS bei der Mehrzahl der Studienteilnehmer eine Remission.

KOMBINATIONSTHERAPIEN

Die Studien zu diesen Anwendungen beziehen sich, von wenigen Ausnahmen abgesehen, immer nur auf die reine Substanzwirkung des Ketamins. Grundsätzlich sind verschiedene Anwendungen möglich und gängig. Man unterscheidet nach Art der Verabreichung (intravenös, intramuskulär, oral) und nach der Kombination mit anderen Substanzen oder mit Psychotherapie.

In den meisten psychiatrischen Kliniken wird heute Esketamin Nasenspray zusammen mit klassischen Antidepressiva (z. B. SSRI) angewendet. Intravenöses Ketamin wird zur Vermeidung psychedelischer Effekte in manchen Kliniken und Praxen zusammen mit Midazolam oder sogar Propofol

---

[27] Jeffrey J Monica (2021): Beyond the Raskin Protocol: Ketamine, Lidocaine, and Other Therapies for Refractory Chronic Migraine

[28] Karolina Akinosoglou (2021): Ketamine in COVID-19 patients: Thinking out of the box

[29] John A. Stanford, Matthew Macaluso & Richard J. Barohn (2021): Ketamine prolongs survival in symptomatic SOD1-G93A mice

[30] Nagendra S. Singh et al (2016): Ketamine Metabolites Enantioselectively Decrease Intracellular D-Serine Concentrations in PC-12 Cells

[31] Kathryn C Fitzgerald et al (2020): Pilot randomized active-placebo-controlled trial of low-dose ketamine for the treatment of multiple sclerosis–related fatigue

angewandt. Wie schon weiter vorn beschrieben nimmt man sich dabei einen Teil des Effekts und beschränkt sich rein auf die pharmakologische Wirkung.

Besonders in den USA und in Kanada ist die ketamine assisted psychotherapy (KAP) verbreitet. Dabei werden entweder i.m. Injektionen oder Lutschtabletten zusammen mit psychotherapeutischen Verfahren eingesetzt.

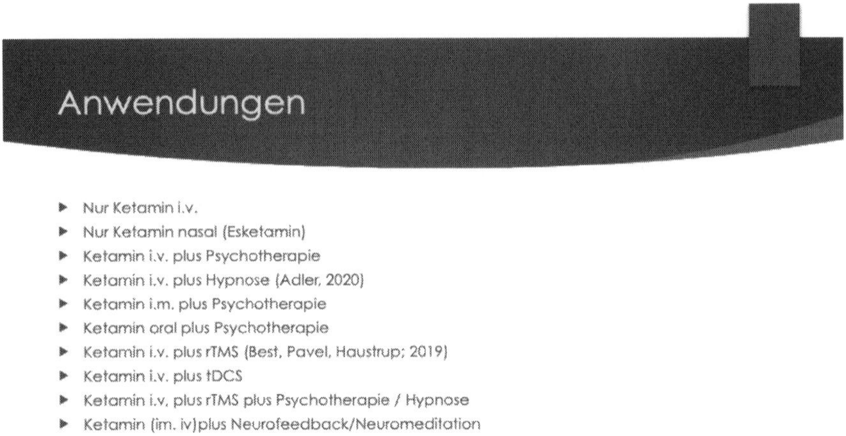

Bei den psychotherapeutischen Verfahren spielen traumaspezifische Verfahren und Hypnose eine besondere Rolle.

Synergistische Wirkungen durch Psychotherapie oder andere Verfahren wurden in der Regel nicht untersucht. Damit wird mal aber dem Potenzial der Substanz nur bedingt gerecht. Gerade die Verbesserung der Neuroplastizität, die auch mit einer Verbesserung der Lernfähigkeit einhergeht, lädt gerade dazu ein, die Ketaminbehandlung mit anderen Verfahren zu kombinieren. Wie Ketamin unterschiedliche Therapieverfahren verstärken kann, hat bereits 2019 Gregor Hasler eindrucksvoll zusammengefasst:[32]

Bei schweren depressiven Störungen ist die Lernfähigkeit der Patienten deutlich reduziert. Damit sind sie für psychotherapeutische Interventionen nicht oder nur schwer erreichbar. Die Verbesserung der Neuroplastizität durch Ketamin führt zu einer höheren Effektstärke der Psychotherapie. Dieser eigentlich logische Zusammenhang wurde bisher aber sehr wenig untersucht.

---

[32] Gregor Hasler (2019): Toward specific ways to combine ketamine and psychotherapy in treating depression

Ketamine's neurobiological effect	Ketamine's clinical effect	Ketamine's psychological effect	Combination with psychotherapy
Neuroplasticity in human reward pathways ↑	Anhedonia↓	Reinforcement learning↑	Behavioral activation
Anti-inflammatory effects	Social avoidance↓ Rejection sensitivity↓	Therapeutic bond↑	Interpersonal psychotherapy, etc.
Lateral habenula bursting↓	Pessimistic thinking↓	Bias toward negative information↓	Cognitive bias modification
Effects on hippocampus and prefrontal cortex	Specific cognitive deficits	Disruption of fear memory	Trauma-focused psychotherapies
Neuroplasticity in thalamocortical circuits↑	Perception↑ Memory↑	Personality dimension openness↑	Humanistic psychotherapies

Aus Hasler (2019)

Wilkinson et al. fanden bereits 2017 heraus, dass die Kombination von Ketamin mit Kognitiver Verhaltenstherapie zu einer deutlich verlängerten Wirkung führte.[33] Die Nutzung der psychedelischen Effekte bei Ketamine assisted Psychotherapy (KAP) führte ebenfalls zu einer deutlichen und nachhaltigen Besserung depressiver Symptome.[34] [35]Inzwischen gibt es sogar das Konzept eines vollautomatischen, computergestützten neuro-kognitiven Trainings, welches das Zeitfenster erhöhter Neuroplastizität für positive Suggestionen nutzt, wodurch die Nachhaltigkeit der Ketaminwirkung deutlich gesteigert wird.[36]

Eine gute Datenlage gibt es auch zur Kombination von Ketamin mit Psychotherapie bei posttraumatischen Belastungsstörungen. Trauma Inverventions using Mindfulness Based Extinction and Reconsolidation (TIMBER) ist eine auf Mindfulness basierende kognitive Verhaltenstherapie, die auf das Traumagedächtnis zielt. Dabei werden nachhaltige, aber nicht immer sehr deutliche Erfolge durch mehrere Studien belegt.[37] Die Effektstärke von

[33] Samuel Wilkinson et al. (2017): Cognitive Behavior Therapy May Sustain Antidepressant Effects of Intravenous Ketamine in Treatment-Resistant Depression

[34] Jennifer Dore et al (2019) Ketamine Assisted Psychotherapy (KAP): Patient Demographics, Clinical Data and Outcomes in Three Large Practices Administering Ketamine with Psychotherapy

[35] Sandra J Drozdz (2022): Ketamine Assisted Psychotherapy: A Systematic Narrative Review of the Literature

[36] Rebecca Price et al (2022): A Brief, Fully Automated Neurocognitive Training Intervention Extends the Antidepressant Effect of a Single Ketamine Infusion

[37] Basant Pradhan (2018) d-Serine is a potential biomarker for clinical response in treatment of post-traumatic stress disorder using (*R,S*)-ketamine infusion and TIMBER psychotherapy: A pilot study

Ketamin allein ist dabei aber immer geringer als die in Kombination mit Psychotherapie.[38]

Bei Suchterkrankungen, speziell bei der Opiatabhängigkeit, wurde TIMBER zusammen mit repetitiver transkranieller Magnetstimulation in einer allerdings kleinen Studie erfolgreich angewendet und zeigte einen hoch signifikanten Rückgang des Suchtdruckes.[39] Bei Alkoholabhängigkeit stellte Ravi Das ein verhaltenstherapeutisches Modell zum Überschreiben des Suchtgedächtnisses vor.[40] Motivational Enhancement Therapy in Verbindung mit Ketamin-Infusionen führt zu einer geringeren Rückfallrate und Konsummenge.[41]

Die Kombination Ketamininfusion und repetitive transkranielle Magnetstimulation wurde auch bei der Behandlung von therapieresistenten Depressionen eingesetzt. Die dabei erreichte signifikante Besserung hielt auch zwei Jahre nach Beendigung der Therapie noch an.[42]

Ketamin und rTMS scheinen bei der Behandlung depressiver Störungen ähnlich effizient zu sein, werden aber nur selten miteinander kombiniert.[43] [44]

Die Ergebnisse einer eigenen Pilotstudie sprechen auch dafür, dass drei von vier der Post-Covid Patienten, die unter einer ausgeprägten Leistungseinschränkung (CFS) leiden, unter Ketamin in Kombination mit rTMS dramatische Besserungen oder eine Remission erzielen.[45]

---

[38] Tracey Barker et al (2021): Efficacy of Psychoactive Drugs for the Treatment of Posttraumatic Stress Disorder: A Systematic Review of MDMA, Ketamine, LSD and Psilocybin

[39] Basant Pradham & G Rossi (2020): Combining Ketamine, Brain Stimulation (rTMS) and Mindfulness Therapy (TIMBER) for Opioid Addiction

[40] Ravi K Das (2019) Ketamine can reduce harmful drinking by pharmacologically rewriting drinking memories

[41] Elias Dakwar et al (2020) A Single Ketamine Infusion Combined With Motivational Enhancement Therapy for Alcohol Use Disorder:A Randomized Midazolam-Controlled Pilot Trial

[42] Steven R.D. Best, Dan G. Pavel & Natalie Haustrup (2019) Combination therapy with transcranial magnetic stimulation and ketamine for treatment-resistant depression: A long-term retrospective review of clinical use

[43] Georgios Mikellides et al (2022) A Retrospective Naturalistic Study Comparing the Efficacy of Ketamine and Repetitive Transcranial Magnetic Stimulation for Treatment-Resistant Depression

[44] Mu-Hong Chen et al (2022) Comparative study of low-dose ketamine infusion and repetitive transcranial magnetic stimulation in treatment-resistant depression: A posthoc pooled analysis of two randomized, double-blind, placebo-controlled studies

[45] Chiara Rolle, Mario Scheib, Anja Frank & Isabella Russ (2022) Treatment of Chronic Fatigue Syndrome (CFS) in Post-SARS-CoV-2 Infection through combined outpatient

Häufiger wurden schon rTMS und kognitive Verhaltenstherapie erfolgreich miteinander kombiniert.[46] Eine Kombination von Ketamin mit rTMS und Psychotherapie findet mit Ausnahme von TIMBER so gut wie nicht statt. Einige wenige Autoren beschäftigen sich mit dem Thema, wobei es methodisch sehr schwer erscheint, bei mehreren Variablen die Wirkungsweise der einzelnen Interventionen und die Synergieeffekte zu beschreiben.[47]

An meiner Klinikabteilung auf Mallorca arbeiten wir bereits seit 2015 sehr erfolgreich mit der Kombination aus Ketamin, rTMS, Neurofeedback und intensiver Psychotherapie bzw. Hypnose.[48] Wir unterzogen alle Patienten, die zwischen April 2017 und Februar 2021 behandelt wurden, einer Nachbefragung. Leider haben dabei nur 26 Patienten geantwortet, was den Aussagewert schmälert. 81% der Patienten erhielten Ketamin plus weitere Verfahren (Psychotherapie, rTMS, Neurofeedback), nur 19% erhielten ausschließlich Ketamin.

Die Nachbefragung fand im Abstand von durchschnittlich zweieinhalb Jahren statt (zwischen 3 und 49 Monaten). Wir unterschieden dann Patienten, die ausschließlich Ketamin erhielten von den Patienten, die an unserem multimodalen Therapiemodell teilnahmen, was allerdings im Einzelfall aus unterschiedlichen Komponenten bestand.

Die Patienten beschrieben ihren psychischen Gesundheitszustand auf einer Selbsteinschätzungsskala von 0 bis 10. Bei der Aufnahme ging es dabei den meisten Patienten sehr schlecht (nur Ketamin 1,8; Kombinationstherapie 1,6). Am Ende der Behandlung, die bei den meisten Patienten zwischen zwei und drei Wochen dauerte, bei ambulanten Patienten aber auch bis zu 10 Wochen, bewerteten die Patienten ihren psychischen Zustand zwischen 3,5 (nur Ketamin) und 5,7 (Kombinationstherapie). Zum Zeitpunkt der Befragung, also durchschnittlich zweieinhalb Jahre später, blieb dieser Wert mit 5,7 bei

---

Neuromodulation Therapy with Repetitive Transcranial Magnetic Stimulation (rTMS) and Ketamine IV Therapy – A Case Series

[46] Lana Donse et al (2018) Simultaneous rTMS and psychotherapy in major depressive disorder: Clinical outcomes and predictors from a large naturalistic study

[47] Samuel T Wilkinson et al (2019) Leveraging Neuroplasticity to Enhance Adaptive Learning: The Potential for Synergistic Somatic-Behavioral Treatment Combinations to Improve Clinical Outcomes in Depression

[48] Mario Scheib & Sophie Adler (2020) Ketamine-Hypnosis Package (KHP): A Clinical Case Study for the treatment of depression and addiction administering Ketamine with Hypnotherapy

der Kombinationstherapiegruppe immer noch gleich, bei der reinen Ketamin-Gruppe stieg er von 3,5 auf 4,6 an.[49]

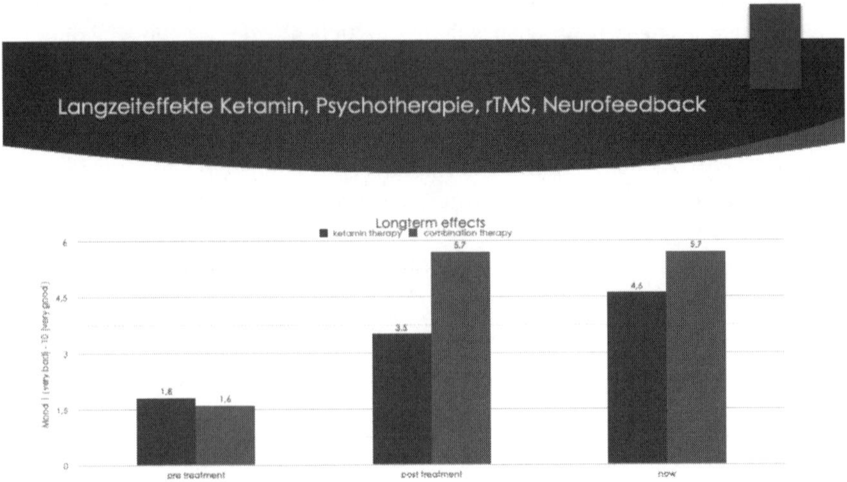

Langzeiteffekte Kombinationstherapie
(Scheib & Kressner, 2021)

- Nachbefragung 116 Patienten zwischen April 2017 und Februar 2021
- 26 Patienten haben geantwortet
- Alter zwischen 19 und 82 Jahren
- Durchschnittlich zweieinhalb Jahre nach Behandlung (3 bis 49 Monate)
- Durchschnittlich 5 Ketamin-Infusionen (0,5mg/kg)
- Nur Ketamin 19%, Ketamin plus weitere Verfahren 81%
- Zusätzlich Psychotherapie 65%
- Zusätzlich rTMS 35%
- Zusätzlich Neurofeedback 23%

[49] Mario Scheib & Johanna Kressner (2021) Long-term effects of ketamine therapy and combination therapy with rTMS, neurofeedback and psychotherapy

Zunächst zeigt das, dass die Kombination von Ketamin mit Psychotherapie und Hirnstimulationsverfahren deutlich bessere Ergebnisse bringt und diese nachhaltig sind. Auffällig ist aber die Verbesserung der reinen Ketamin-Gruppe. Aufgrund der kleinen Gruppengröße ist dieses Ergebnis mit Vorbehalt zu interpretieren. Es scheint bei dieser Gruppe aber nach der Behandlung bedeutsame Lebensentscheidungen gegeben zu haben (Trennungen aus Partnerschaften oder beruflichen Abhängigkeiten, persönliche und berufliche Neubeginne usw.). Wenn die Symptomreduktion durch Ketamin das ermöglicht hat erscheinen solche Verläufe denkbar.

Aufgrund der sehr interessanten und teilweise überraschenden Ergebnisse hatten wir uns entschlossen, die Studie in dieser Form nicht zu veröffentlichen, sondern sie unter Einbeziehung weiterer Daten und weiterer Patienten noch einmal durchzuführen. Die vorläufige Datenauswertung auch nach den Testbefunden aus den Krankenakten bestätigten die Ergebnisse aber im Wesentlichen.[50]

Zusammenfassend möchte ich noch einmal dazu ermuntern, über den jeweiligen Tellerrand hinauszublicken! Ketamin öffnet neue Horizonte, die für manchen traditionellen Psychotherapeuten einen Paradigmenwechsel bedeuten. Und das kann einerseits Angst machen, andererseits aber auch Abenteuerlust wecken. Psychiater wiederum tun sich schwer mit Narkosemitteln. Technikern sind beide Bereiche oftmals fremd. Wenn es aber gelingt, diese Bereiche miteinander zu verknüpfen könnte tatsächlich ein neues Kapitel in Psychiatrie und Psychosomatik beginnen. Ich muss an dieser Stelle dankbar sein, dass ich aufgrund meines schlechten Abiturs zunächst gezwungen war, mich mit einem naturwissenschaftlichen Studium zu beschäftigen, dann einen Umweg über die Notfallmedizin machte und schließlich in der Psychosomatik landete. Dadurch passen für mich die unterschiedlichen Therapiekonzepte hervorragend zusammen.

---

[50] Silvana De Lorenzo, Antonia Möck & Mario Scheib (2022) Repetitive transcraneal magnetic stimulation, ketamine and psychotherapy for the treatment of mood disorders. Our experience

Ketamine as a possible moderator of hypnotizability: a pilot study

Viviane Ehret, Kaltrina Gashi & Mark P. Jensen

„In the province of the mind, there are no limits.
The body imposes definite limits."
(Lilly, 1972)

1. Hypnosis is composed of induction, suggestions, and reorientation

Numerous health conditions, such as depression or chronic pain, have been successfully treated by hypnotherapy (Hagl, 2015; Revenstorf & Hüsken-Janßen, 2008; Jensen & Patterson, 2006). A hypnotherapeutic treatment session in this context consists of an induction, clinical suggestions, and reorientation. During a hypnotherapeutic session, patients are invited to enter a trance state through what is called induction. Induction could also be described as an *intro*duction to hypnosis, because its goal is to help the patient or client make a shift from the external perception of the environment to the internal perception of thier own experience. A trance state is thought to be associated with an increased openness to suggestions and characterized by an awakened, focused, and attentive concentration. At the same time, peripheral awareness of the external world diminishes (Spiegel, 1991; Spiegel & Moore, 1997). The hypnotic trance is distinguished by the following three characteristics: (1) absorption, (2) dissociation, and (3) increased suggestibility (Spiegel, 1991; Vanhaudenhuyse et al., 2013).

In the context of formal hypnotherapy, these three concepts might be as follows: A patient focuses intensely on a single experience and becomes absorbed (absorption). Because the patient is completely taken up by this experience, they partially excludes concurrently processed components. In our example, let us assume that the patient imagines walking through a forest. Instead of reliving the entire experience with all its impressions, that patient focuses exclusively on how the earth feels under their feet, thus diminishing perception through other sensory channels. This exclusion of certain components is described as dissociation. Dissociation is thus the conscious focusing on one partial aspect in one's experience (Vanhaudenhuyse et al., 2013). At this point, the third characteristic of the trance state comes into play, namely the increased suggestibility. This enables the patient in trance to accept the therapist's suggestions with a greater probability without critical defensiveness. The increased suggestibility is often manifested in a person's response to the externally given hypnotic suggestions.

2. Scientific definition meets practice

As hypnotherapists, our goal is to pave the way to trance for our patients. We remain with the patient for the duration of the therapy to weave in suggestions that promote healing. Finally, we end the session with a reorientation, which concludes the trance state and brings the patient back to the here and now. Both induction and reorientation are skills of the therapist that can be learned and trained. Ideally, the patient learns the skills of induction and reorientation during the course of therapy. The crucial point here is that the process of transition into trance is primarily a characteristic of the patient, the expression of which is thus subject to interindividual differences.

In a clinical context, patients have been shown to respond differently to hypnotherapeutic interventions depending on their individual level of hypnotizability, and thus to report different levels of trance depth (Patterson et al., 2018). This limitation to the successful application of hypnotherapy due to low hypnotizability is among the greatest challenges to the wider dissemination and application of hypnotherapy in healthcare (Patterson et al., 2018). At the same time, great clinical success has been achieved in a wide variety of settings with patients who report high levels of individual hypnotizability (Nash & Barnier, 2008). This raises the question of whether, and how, individual hypnotizability can be increased if needed for a particular patient. In no small part, the ability to increase hypnotizability will determine whether a greater number of patients can benefit from the promising research and treatment successes of hypnotherapy (Byrant, 2012). Whether and how hypnotizability can be increased has long been the subject of scientific investigation (e.g., Perry, 1977) and had still not been conclusively answered.

3. Increasing hypnotizability? Possible starting points

In summary, hypnosis consists of the three components, namely an induction, clinical suggestions and reorientation. In a hypnotherapeutic session, induction and reorientation are initially skills of the therapist. In the context of self-hypnosis, however, both skills can be learned by the patient and then performed independently. The depth of the trance can only be influenced by individual behavior, biochemical regulation mechanisms (such as neuro-transmitters), or by cognitive characteristics of the patient.

In order to be able to influence the hypnotizability from the outside and thus to open the way to treatment by hypnosis also for people with low hypnotizability, a promising approach seems to lie in the trance itself: This is because studies suggest that different substances, such as oxytocin, ethanol, or ketamine, may work to induce trance more rapildy, or increase the depth of dissociation (Bryant et al. 2012, Yo, Sokol & Bhavsar, 2009; Castle, Gray, Neehoff, & Glue, 2017; Luckenbaugh et al., 2014). Ketamine administration could lead to enhanced hypnotizability by biochemically facilitating dissociation and thus smoothing the transition into trance.

4. Ketamine and hypnotizability in a pilot study

Patterson et al. (2018) examined the relationship between hypnotizability and the administration of ketamine in an initial pilot study with eleven participants, seven of whom were women and four of whom were men. The mean age of the subjects was approximately 30 years, and they ranged in age from 22 to 50 years. Participants were randomly injected with a low dose of ketamine (3.5mcg/kg/min) on one of two days and then the depth of perceived dissociation was recorded. On the other experimental day, participants were administered saline as a placebo condition instead of ketamine. There was a span of at least 48 hours between these two intervention days.

First, the subjects' individual level of hypnotizability was measured using the Stanford Hypnotic Clinical Scale for Adults SHCS (Hilgard & Hilgard, 1975). This consists of five items suggested after an induction (e. g., the observable response to the suggestion "cough"). This revealed a low level of hypnotizability in five of the eleven participants and a medium level in the remaining six.

Second, the depth of perceived dissociation was measured with the Clinician Administered Dissociative States Scale (CADSS, Bremner, 1998). This consists of 19 items, which are elicited on a four-point Likert scale (e. g., "Do things seem unreal to you, as if you were in a dream?"). Both surveys were conducted on both experimental days about 75 minutes after the the infusion had been given.

4.1 Preliminary results of the study

The pilot study provides preliminary evidence that hypnotizability could be increased with the administration of ketamine:

Preliminary results of hypnotizability with ketamine administration.
In the study participants who evidence low hypnotizability inititally, no effect on hypnotizability recorded by the SHCS score was observed by the administration of saline. When ketamine was administered, however, this group showed a significant increase in hypnotizability, in accordance with the hypotheses established *a priori*.

In subjects with moderate hypnotizability, administration of saline resulted in higher levels of hypnotizability, contrary to the *a priori* established hypotheses, whereas administration of ketamine resulted in a decrease in hypnotizability. However, the difference was descriptive and was not significant. These results suggest that ketamine is likely to increase hypnotizability in people with low levels of hypnotizability.

Preliminary results of perceived depth of dissociation with ketamine administration
Both subjects who reported a low depth of dissociation as assessed by the CADSS score and subjects with an intermediate expression of depth of dissociation reported an increase in perceived depth of dissociation with the administration of ketamine. Across the subjects, the administration of ketamine was found to increase perceived depth of dissociation: In the control condition with saline, the value of the depth of dissociation was 0.91 (SD = 1.81); in the condition with ketamine, it was 7.09 (SD = 5.41). These findings indicate that the depth of dissociation could be significantly increased by the administration of ketamine.

Comparison of the two groups with regard to the depth of dissociation
People with low hypnotizability showed a mean hypnotizability score of 0 when saline was administered, whereas for people with moderate hypnotizability the mean was 1.16. A descriptive difference was also present when ketamine were administered. People with a low depth of dissociation showed a mean of 5.80, and people with a moderate depth of dissociation showed a mean of 8.17. These results suggest the possibility that ketamine administration significantly deepens perceived dissociation in both the low and moderate suggestibility groups.

4.2 Study limitations and strengths
The primary limitation of the study is the small number of subjects. Additional research is needed – ideally in studies with larger numbers of subjects – to determine the extent to which the findings are reliable and generalize to

other samples. A second limitation is that the SCHS provides only a rough estimate of hypnotizability. The development of scales that capture the present individual expression of hypnotizability through more items could more finely differentiate the effects. Third, the Patterson et al. study was embedded in a large-scale pain study and began 75 minutes before the study presented here. This could have influenced the study results. On the other hand, the study used a 2-arm double-blind radomized controlled design, assessing hypnotizability before and after each infusion, and controlled for potential confounding variables in the study design.

4.3 Pilot study in the context of prior research

The approach of increasing individual hypnotizability externally by the administration of stimulating substances seems promising based on the pilot study presented. The findings are consistent with the results of previous research (e. g., Castle et al., 2017; Luckenbaugh et al., 2014; Schüler et al., 2021). For example, the results of the research by Castle et al. (2017) also provide evidence of increased dissociation scores on the CADDS scale due to the administration of ketamine. This group of researchers also provides evidence that the effects on hypnotizability interact with hypnotizability at baseline. Thus, ketamine appears to have the potential for improving the success of hypnotherapeutic treatment in patients with low hypnotizability.

It can be argued that other substances, such as oxytocin or ethanol, could also increase hypnotizability via their effects on dissociation (e. g., Bryant et al. 2012; Yo, Sokol & Bhavsar, 2009). For example, Bryant et al. (2012) examined whether an increase in body oxytocin levels would increase the response to hypnotic suggestions in forty subjects with low-level hypnotizability. They found a significant increase in hypnotizability after administration of oxytocin. Thus, the authors concluded that influence by neurochemical mechanisms on the hypnotic response is likely, and are consistent with the preliminary results of the study by Patterson et al. (2018). However, the substances used are diverse and also have different molecular biochemical mechanisms of action. Thus, at this point, we have more questions than answers. If, as suggested by the Patterson et al. (2018) study, ketamine can increase response to hypnotic treatments, additional questions that would need to be addressed include: For whom are these effects greatest? What dose has the most benefit? What are the effects of patient expectancies on the hypnosis-enhancing effects of ketamine?

The current state-of-science knowledge about ketamine in hypnotherapy also shows parallels to the research of the administration of methylphenidate in AD(H)S patients. A meta-regression analysis provides evidence that successful therapy of individuals with AD(H)S by methylphenidate is related to dose, the method of preparation of the drug, and history of prior substance abuse (Castells et al., 2011). Insight could be gained from decades of experience and establishment of a new drug such as methylphenidate in a psychological field such as the treatment of AD(H)S when researching treatment with ketamine in the field of hypnotherapy. Therefore, to understand mechanisms in people with low hypnotizability compared to people with moderate hypnotizability, for example, documentation of dose, type of ketamine used, and previous substance abuse could be considered (Castells et al., 2011). Finally, similar to what research has shown with methylphenidate, depending on these three components, interactions could occur that only come to light when the dose, ketamine type used, and previous substance abuse are taken into account in the data analysis (Schüler et al., 2021).

Preclinical animal models also provide initial clues as to which aspects should be considered in translational research. In this context, there are preclinical data suggesting that glycine receptors in the brain contribute to the hypnotic state induced by ethanol (a.k.a. alcohol) (Yo, Sokol, and Bhavsar, 2009). When the glycine receptor was blocked by strychnine, the influence of ethanol on the time of onset, strength, and duration of the trance state was reduced. That is, the inhibitory influence of glycine was reduced by blocking the corresponding receptor. In a second condition, ketamine was administered instead of ethanol. In this second condition, the effects of the ketamine were *not* reduced even after blockade of the inhibitory glycine receptor. Thus, the strychnine had no effect on the occurrence, strength, and duration of the trance when ketamine was administered. Thus, it can be concluded that different pathways of neuronal activation are possible for achieving the trance state and thus increasing individual hypnotizability. This study, when considered in light of the study conducted by Patterson et al. (2018), underscores that the possible neural pathways are not yet understood.

Another approach that is being pursued with growing interest in this regard are studies using ketamine as a moderator of individual hypnotizability. Ketamine is known to act as an antagonist of the glutamatergic N-methyl-D-aspartate receptor (NMDA receptor). What is unique about this receptor is that activation of the NMDA receptor requires both glutamate and the co-agonist glycine (Liu et al., 2018). When an antagonist of the NMDA receptor is administered, it leads to a decrease in calcium influx, which decreases stimulus conduction in the postsynapse (Liu et al., 2018). Since both glycine and glutamate appear to play a role at the NMDA receptor, this again highlights the importance of better understanding neuronal processes to achieve an optimal fit between patient characteristics and ketamine administration.

5. Conclusions

Ketamine appears to have an effect on receptors in the brain that influence the depth of dissociation or individual hypnotizability. This may benefit individuals with low trait levels of hypnotizability, reducing the time need to achieve trance, increasing the depth of dissociation, or both. However, questions remain as to what effects ketamine specifically has on hypnotizability. and whether the dissociative effect of ketamine might interfere with formal hypnosis induction in individuals with moderately marked hypnotizability. Accordingly, it would be of interest to investigate in subsequent studies how hypnotizability behaves under the administration of ketamine, depending on whether formal trance induction occurs or not. It is also important to clarify whether the influence of ketamine alters the response to clinical suggestions, as a function of basline hypnotizability level.

How it behaves in people with a high degree of individual hypnotizability remains to be clarified. The question that arises from this is what implications follow from this for people who exhibit high suggestibility. Furthermore, it must be determined to what extent the influence of ketamine on hypnotizability differs from other possibilities of influence such as alcohol, reduced environmental stimulation, neurofeedback, transcranial magnetic stimulation (TMS), nitric oxide or the concentration of oxytocin in the blood. The ideal amount and type of ketamine administered also remains to be explored.

6. Summary

In summary, the results of the presented pilot study provide preliminary evidence that ketamine increases subjectively perceived dissociation. Specifically, in people with low suggestibility, ketamine may increase hypnotizability, whereas it may decrease it in people with moderate hypnotizability. Further research is needed to compare the effects of ketamine with those of other approaches to find the answer to the question of ketamine's utility for hypnotherapy – especially for patients who demonstrate low levels of individual hypnotizability.

References

Barnier, A. J., & Nash, M. R. (2008). Introduction: A roadmap for explanation, a working definition.

Bremner, J. D., Krystal, J. H., Putnam, F. W., Southwick, S. M., Marmar, C., Charney, D. S., & Mazure, C. M. (1998). Measurement of dissociative states with the clinician-administered dissociative states scale (CADSS). *Journal of Traumatic Stress: Official Publication of The International Society for Traumatic Stress Studies*, *11*(1), 125–136.

Bryant, R. A., Hung, L., Guastella, A. J., & Mitchell, P. B. (2012). Oxytocin as a moderator of hypnotizability. *Psychoneuroendocrinology*, *37*(1), 162–166.

Castells, X., Ramos-Quiroga, J. A., Rigau, D., Bosch, R., Nogueira, M., Vidal, X., & Casas, M. (2011). Efficacy of methylphenidate for adults with attention-deficit hyperactivity disorder. *CNS drugs*, *25*(2), 157–169.

Castle, C., Gray, A., Neehoff, S., & Glue, P. (2017). Effect of ketamine dose on self-rated dissociation in patients with treatment refractory anxiety disorders. *Journal of Psychopharmacology*, *31*(10), 1306-1311.

Hagl, M. (2015). Wirksamkeit von klinischer Hypnose und Hypnotherapie. In *Hypnose in Psychotherapie, Psychosomatik und Medizin* (pp. 785–794). Springer.

Jensen, M., & Patterson, D. R. (2006). Hypnotic treatment of chronic pain. *Journal of Behavioral Medicine*, *29*(1), 95–124.

Lilly, J. C. (1972). *Programming and metaprogramming in the human biocomputer*. Julian P.

Liu, C., Li, Z., Huang, Z., Zhang, K., Hu, C., Zuo, Z., & Li, Y. (2018). Ligustrazine enhances the hypnotic and analgesic effect of ketamine in mice. *Biological and Pharmaceutical Bulletin*, *41*(5), 690–696.

Luckenbaugh, D. A., Niciu, M. J., Ionescu, D. F., Nolan, N. M., Richards, E. M., Brutsche, N. E., Guevara, S., & Zarate, C. A. (2014). Do the dissociative side effects of ketamine mediate its antidepressant effects? *Journal of affective disorders*, *159*, 56–61.

Morgan, A., & Hilgard, J. (1975). Stanford hypnotic clinical scale. *Hypnosis in the relief of pain*, 209–221.

Patterson, D. R., Hoffer, C., Jensen, M. P., Wiechman, S. A., & Sharar, S. R. (2018). Ketamine as a possible moderator of hypnotizability: A feasibility study. *International Journal of Clinical and Experimental Hypnosis*, *66*(3), 298–307.

Revenstorf, D., & Hüsken-Janßen, H. (2008). Hypnotherapie: Wissenschaftliche Grundlage und Wirksamkeit. Forum Psychotherapeutische Praxis,

Schüler, S. S., Petersen, C. L., West, N. C., Ansermino, J. M., Merchant, R. N., & Görges, M. (2021). The effect of ketamine on depth of hypnosis indices during total intravenous anesthesia—a comparative study using a novel electroencephalography case replay system. *Journal of Clinical Monitoring and Computing*, *35*(5), 1027–1036.

Spiegel, D., & Moore, R. (1997). Imagery and hypnosis in the treatment of cancer patients. *Oncology-Huntington*, *11*(8), 1179–1188.

Vanhaudenhuyse, A., Laureys, S., & Faymonville, M.-E. (2014). Neurophysiology of hypnosis. *Neurophysiologie Clinique/Clinical Neurophysiology*, *44*(4), 343–353.

Ye, J. H., Sokol, K. A., & Bhavsar, U. (2009). Glycine receptors contribute to hypnosis induced by ethanol. *Alcoholism: Clinical and Experimental Research*, *33*(6), 1069–1074.

The Internal Family Systems Model IFS and Psychedelics

Nancy L. Morgan, Patrycja Radecka & Coen de Koning

Introduction

In his Introduction to the Internal Family Systems Model [1], Richard Schwartz introduced the field of psychology to a new model of therapy that offered a novel perspective on how we see ourselves. This perspective heralded a new paradigm that views all people as being composed of parts and a Self and embraces this as a good thing. One of the most exceptional elements of the IFS model is the view that the Self can never be damaged regardless of the trauma we experienced. The model affirms that we are all born with Self. However, as children, when we experienced pain, neglect, or abuse rather than the loving presence of others, our parts mobilized and took on protective roles to ensure the injured parts of us were protected from further harm. Schwartz defined the mobilizing parts as *protectors.* The parts being protected or suppressed, so their pain did not flood our systems were identified as exiled parts or *exiles.*

The shift from behaviors being viewed as disordered to behaviors being seen as necessary and adaptive is being embraced by clients, with waiting lists for training ever-increasing and IFS therapists numbering in the thousands. A similar scenario exists for those seeking healing through psychedelics. Where psychedelics were once the scourge of drug and law enforcement agencies, they are now seen in a new light that offers hope to those who have not found relief through the standard methods of treatment.

In addition to IFS being embraced by those seeking therapy, it is also being utilized by members of the psychedelic-assisted healing community, psychedelic researchers and trainers, and programs currently providing certification in psychedelic-assisted therapies and research as an ideal model for both guides and clients utilizing psychedelics for four primary reasons:

1. IFS is the only evidence-based theoretical framework that offers the view that each of us is truly greater than the sum of our parts. Clients who have experienced both IFS therapy and psychedelics often share that their view of a concrete self gives way to a view that their true Self is an essence. This view is not limited to psychedelics. It can also be experienced in states such

as those reached in deep meditation, trance dance, shamanic drumming, and breathwork.

2. Multiplicity instead of Monomind: IFS maintains we are a multiplicity. This view helps clients explore contradictory emotions and impulses and creates the space necessary to investigate the different origins of these emotions and impulses. It also helps clients relate to emotions and impulses in a healthy way.

3. IFS welcomes all parts. IFS assumes all parts, even the ones whose strategies cause problems for the client, such as binging on food or alcohol, gambling, etc., are ultimately found to be responses to protect the client's system. A positive intention always underlies even the most extreme behaviors. IFS welcomes all parts with curiosity and compassion and explores why parts use their specific methods to bring hoped-for relief.

4. Healing instead of Coping: IFS is a constraint-release model that also offers healing steps that include witnessing and unburdening embodied feelings, thoughts, sensations, beliefs, and impulses that have been held in the body from past emotional wounding. Relative to psychedelics, IFS offers a means to navigate protective systems to reach the constraint, while the psychedelic substance magnifies this process, making it much clearer to recognize what to do and when.

Together, IFS and psychedelics enable clients to see the conditions surrounding the constraint much more clearly, making releasing it (using the tools from IFS) much easier to do more precisely and effectively. Another way to look at this is that psychedelics make our minds flexible enough to reach those deep layers of our hierarchical brain, so the IFS process can help shift the deep-seated beliefs stored there. Also, IFS provides the map and the skills necessary to safely approach charged material while respecting the protective systems. The model teaches us how to release the charge without damaging healthy parts of the system or triggering backlashes after the experience. The use of psychedelic substances without this understanding can, and often does, result in protective layers being stripped away, unearthing suppressed material in ways that leave the client shaken and having to pick up the pieces.

Ego and Parts

What contemporary psychology calls the ego, IFS sees as the protective parts' efforts to ensure safety and minimize harm.

According to Sigmund Freud, the human psyche consists of three parts, which he called entities. The ‚Es' (it) houses our primitive needs, primordial desires like hunger, thirst, fear, lust, etc. The ‚Über-ich' (lit. Uberself) contains our cultural and social education and understanding. Lastly, the ‚Ich' (Self) manages to get what the ‚Es' wants, using the information and rules that the ‚Überich' has remembered.

‚Ich' can refer to different things: It is the German word for I. For example "Ich bin hungrig." (I am hungry) or "Du und ich" (You and I). It can also mean the mind of a person, the inner self. If used to refer to the inner self, it is usually spelled Ich with a capital i. Example: "Meine Perspektive, mein ganzes Ich, hat sich durch diesen Unfall verändert" (My perspective, my whole self changed because of that accident).

The English word ‚ego' comes directly from Latin egō ‚I, myself,' an ancient word used to convey the first person singular throughout the Indo-European family of languages (Old English ic, German ich, Greek égō, Sanskrit áham, Hittite uk, etc.) the common origin being Proto-Indo-European. Proto-Indo-European (PIE) was spoken around 4000 BCE. (http://paleoglot.blogspot.com/2007/04/origin-of-indo-european-ego.html)

The terms "id," "ego" and "super-ego" are not Freud's own but are Latinizations originating from his translator James Strachey. Freud himself wrote of "das Es", "das Ich", and "das Über-Ich" − respectively, "the It", "the I", and the "Over-I" (or "Upper-I"); thus, to the German reader, Freud's original terms are more or less self-explanatory. The term "das Es" was borrowed from Georg Groddeck, a German physician whose unconventional ideas inspired Freud. Groddeck's translators render the term in English as "the It".

James Strachey's translation of das ich into ego birthed a perspective that envisioned ego as a thing, an entity that arouses our pride and defends us against attacks on our identity. This ego has been much maligned by the majority of self-help authors and by many schools of Buddhism.

IFS's *Self* reflects our most authentic self, our source energy or healer within. Our genuine being. It is who we are when our protective and wounded parts are not activated and blended with our sense of self, obscuring its warmth and radiance.

The mainstream understanding of self is expanded upon in IFS. Our capital "S" Self is the healing energy within us. Akin to the *Source, Atman, Buddha Nature, Christ Consciousness, Spirit,* to name a few examples.
In his book, No Bad Parts [2], Schwartz writes,

> "In Christianity, the definition of sin is anything that disconnects you from God and takes you off your parts. Burdens disconnect Self from parts and give them extreme impulses. Burdened parts either don't experience Self at all or don't listen to self. So when parts are unburdened, it's not only that they immediately transform, but they also now have much more connection to and trust for Self, which is the second goal of IFS."

In IFS, Self is much more than the *who* typically described when clients tell us about themselves.

IFS manifests as an empowering paradigm for understanding and harmonizing our inner systems. It is a model that can help people heal. It offers the world a model of what Self-leadership looks like versus the parts-led model with which we are most familiar. It is imperative to note here that parts do not result from trauma. Parts are not their burdens; however, they carry the burdens that result from trauma. A burdened system is represented below

Note also that parts take on roles, but they are not this role. When burdens are released, associated protective parts can let go of their old role and take a new, healthier role. Furthermore, though parts often show up to us through emotions, body sensations, or thoughts, parts are not these emotions, body sensations, or thoughts. Parts use these to protect the system, and with our support, they can stop using self-destructive or limiting methods and start using healthier ways of protecting the system.

The Burdened Internal System

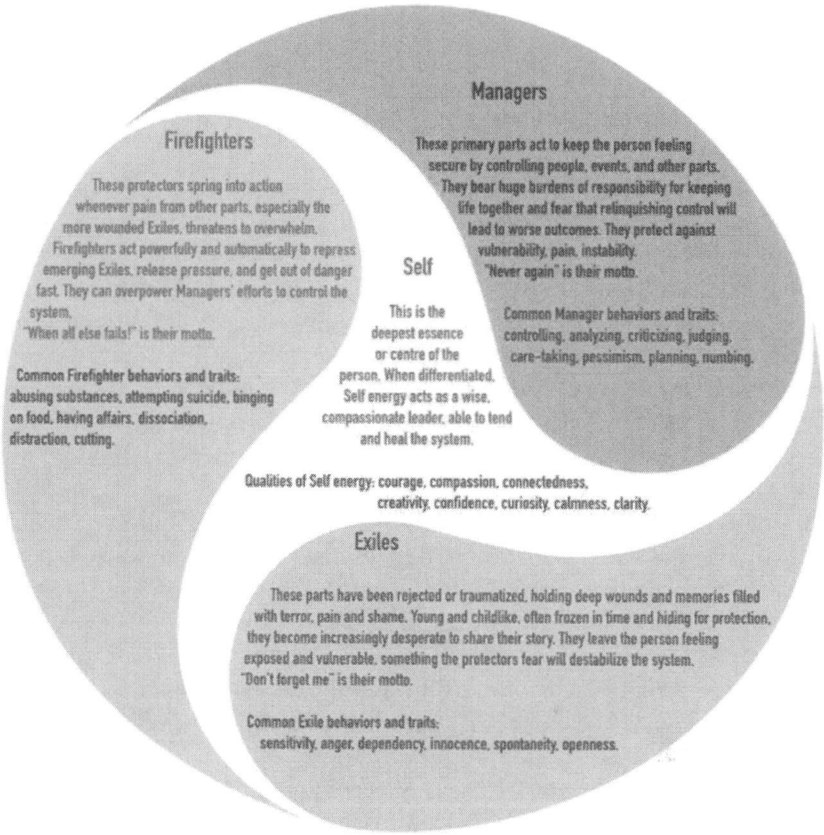

Image based on the schema of Mariel Pastor and Janet R. Mullen LCSW of which the texts were adapted from 'Internal Family Systems' by Richard Schwarz PhD.

IFS's Early Influence on Research

Researchers Michael and Annie Mithoefer, whose 20+ years of research with the Multidisciplinary Association for Psychedelic Studies (MAPS) using Methylenedioxymethamphetamine (MDMA) for individuals suffering from Post-Traumatic Stress Disorder (PTSD), are both IFS-trained clinicians. In addition to the now-proven benefits of MDMA to reduce and even eliminate the symptoms of PTSD, Mithoefer adds that the role of the guide is essential to positive research outcomes.

Results from other research with psychedelics that have used either no therapeutic support or only a bare minimum have produced less positive outcomes, and research subjects reported struggling emotionally after the research was completed. The Mithoefer's research not only had impressive results, but clients reported they had kept improving after the program had ended. The effect was not just healing but generative.

An important area in need of development is the training of guides. Michael Mithoefer's perspective is that working with the guide's own internal system is one of the most important areas to cover in guide training.

In a 2020 conversation with Ben Sessa, MD, he shared that one of the areas of psychedelic research needing development pertains to establishing an approach that better prepares guides, so their own intrapersonal experiences do not negatively impact the client at any stage, from preparation through to integration.

Dr. Sessa acknowledges that psychedelics are not a magic cure and may not be for everyone. He does not shy away from revealing and exploring the shadow side of psychedelic use. This shadow side can also involve the intrapsychic energies of the guide.

Another powerful reason to focus on the guide is that psychedelics can open the client to experience enhanced sensitivity to their own state and the setting. The guide's behaviors are the most influential elements in the setting because the client, as a social being, is highly intuitively attuned to the state of other people, especially in an unfamiliar situation. The client's system will pick up on highly subtle cues unconsciously communicated by the guide. It is even more critical to honestly be in a state of grounded compassionate curiosity, and the only way to be present in that state is for guides to work with their parts, including parts related to the client they will be guiding.

Consciousness Medicine

In her book *Consciousness Medicine* [3], Francoise Bourzat presents an approach for those who provide psychedelic-assisted supports that she defines as the Holistic

Approach, a mindset that provides those working with psychedelics an orientation to how best to hold a safe and supportive frame for the work.

The Holistic Approach

- Assumes that the whole is more than the sum of its parts.
- Assumes that each part of the whole is essential, intimately interconnected, and interdependent.
- Assumes the presence of an integrative, intelligent, purposeful energy.

Bourzat further identifies that the Holistic Model includes aspects of Body, Mind, Spirit, Community, and Environment infused with the qualities of love, wisdom, and creativity.

The Holistic Approach is very much in line with systems thinking. IFS and its approach to parts are a result of systems thinking. We see ourselves as a system that is part of larger systems embedded in greater layers of systems. Therefore, we should also find that we have unique and separate systems that relate to each other in complex ways. This system's approach to ourselves and our mind logically implies the existence of parts. We can see the parallel in family therapy where the work encourages a healthy relationship between the different systems (family members). The systems-thinking lens suggests that we should have systems inside of us that have their own unique relations with other systems inside of us and that we should be able to do family therapy on larger scale systems too, with communities, companies, cities, nations etc.

Mary Cosimano, M. S. W., has served as a research coordinator and study guide in over 350 psilocybin journeys for Johns Hopkins University School of Medicine's psilocybin studies for over 20 years. Based on her twodecade-long experience as a guide, Cosimo writes, "One of the most important outcomes of this work: that psilocybin can offer a means to reconnect to our true nature – our authentic self – and thereby help find meaning in our lives [4]."

Cosimano summarizes the nature of her work in one word: Love. The prominent meaning-making and transformative experiences of love and agape (the spiritual, transcendent, or highest form of selfless love) frequently emerge in psilocybin sessions.

The emergence of love within the psilocybin-facilitated mystical experiences, and its role in cultivating compassion and promoting healing, is relational. IFS teaches us how this works intra-personally as well as inter-personally. The client's expanded awareness is held in the loving space Cosimano provides. There is no technique. There is simply an attuned presence and the qualities of self-identification that in IFS are identified as the 8C's: Calm, Compassion, Connectedness, Curiosity, Courage, Confidence, Clarity, and Creativity.

In their book, *The Varieties of Psychedelic Experience,* Masters and Houston write:

> "It, therefore, should be one of the chief duties of the guide to lead the subject through this newly exposed terrain and elicit its varied contents to lead finally to their interrelationship in the experiencing subject-much in the same way as Virgil led Dante through the medieval hierarchical cosmogony so that its parts became integral to Dante the man. It should be one of the chief tasks of the guide to assume the role of Virgil in this chemically-induced Divine Comedy and to help the subject select out of the wealth of phenomena among which he (sic) finds himself (sic) some of the more promising opportunities for heightened insight, awareness and integral understanding that the guide knows to be available in the psychedelic experience [5]."

In her book, *The Ethics of Caring* [6], Kylea Taylor identifies ethical issues in working with profound client experiences and non-ordinary states:

- The need for a therapeutic paradigm that encompasses the phenomena of non-ordinary states.

We concur with Taylor that the therapist needs to have a larger perspective to be able to offer a supportive container for the client. An interesting challenge working with psychedelic states is that those states are far more extensive than the human mind, so in a way, we can never contain the psychedelic state of our client consciously. We have to connect deeply to our being, including those states even when we are not aware of them. Self is that state of being from which we can offer a container that is large enough to hold the client in the psychedelic state (if the client blends in the session, our Self is larger than that part. If the client connects to Self in the session, we can meet them from Self and tell them: *yeah, go for it*!)

- The special competencies required of a therapist or facilitator work with non-ordinary state experiences.
- A greater need for a safe setting.

Our experience has revealed that in the psychedelic state, we can get more sensitive and connect to wounded parts to which we often cannot connect in typical, everyday consciousness. These parts will only allow us to connect to them and witness them to the extent they feel safe doing so. We need a genuinely safe setting to do deep work, and we cannot fake this. The parts need to feel that safety to relax into the experience. Nevertheless, we can explore what they need to feel safe, which is a great way to prepare for a psychedelic session.

- The potential for stronger and more complicated transference and countertransference.

Because our clients become so sensitive, we note that they are highly likely to respond to the guide' s appearance and characteristics, which could activate memories from their childhood. These memories will be amplified with psychedelics and have a much more significant impact as well as trigger increased and more complicated transferences, which trigger the guide's part's responses (countertransference).

Given the stronger and more complicated transference identified by Taylor, this transference must not trigger the therapist's or practitioner's protective system or what lies underneath their exiled parts. When this happens, IFS terminology identifies that the therapist or practitioner has become *blended* with a part. At which point the therapist or practitioner is no longer in possession of the qualities of Self that are endemic to the healing process.

Psychiatrist Julie Holland has written about the epidemic of disconnection that antidepressants and social media cannot fix. In her book *Good Chemistry* [7] Holland shares that this state of isolation puts us in a fight or flight mode that impacts our sleep, body's metabolism, and libido. She notes that we can sleep, digest, and repair when we feel safe and loved. We heal.

IFS is one step further toward metacognition (awareness of our own thoughts, emotions, behaviors, patterns). In Buddhist or mindfulness meditation, the invitation is to observe the mind (without meaning to diminish these respected techniques); this is a passive, one-way process. IFS is aware of abilities recognized by the metacognition process and also recognizes that we can interact with our thoughts and emotions as we can with other people, getting more insight into the organization of our psyche. There is great potential in building this two-way relationship with our parts. Developing this relationship is powerfully transformative and recognizes that the mind is naturally multiple, and that this multiplicity is a good thing. Our inner parts contain valuable qualities, and our core self knows how to heal, allowing us to become integrated and whole. Unlike in most every therapeutic approach that seeks to exile or copes with undesirable qualities and behaviors in IFS, *all parts are welcome*.

The personal work of IFS therapists and practitioners with their own inner systems, their protective and exiled parts, never ends. We note that we have been working from our parts when we find ourselves feeling scared, frustrated, hopeless, incompetent, etc., and know that it is time to seek consultation and our own therapy supports.

Experienced IFS therapists and practitioners experience first-hand the difference between working from Self, this curious, calm, confident, compassionate, courageous, clear, connected, and creative state, and working from a part that always feels more or less uncomfortable in some way. Working from Self enables us to deal with anything our client goes through and do so with love. This is especially important when working with psychedelic states because of their wildly unpredictable and more extreme nature.

Physiological Safty

Psychedelics have been reemerging as therapeutic allies due to the myriad benefits, they provide coupled with their safety. In his book, *Sacred Knowledge* [8], William Richards identified that the physiological safety of the major entheogens has now been quite firmly established. Studies over the past several decades have shown psychedelics to be essentially nontoxic as well as physically non-addictive.

Preparation

The first step in preparing an individual for their psychedelic experience involves the following.

1. The guide asking themselves the following questions:
   a. What emotions do I feel towards the client? Do I feel sorry for them? Do I feel the need to help them by changing something in their system? Does something in the client irritate or scare me?

b. What are my life circumstances? Do I need clients to pay my bills? Does this client remind me of someone in my life? In myself? Do I feel curious and open?

2. Intake: life and social circumstances of the client.
   a. Does the client have the means to take a break from work life if needed? Do they have a social support system or a therapist? Are they financially strong enough to pay for a therapist? Does the client have a family member or partner to support him/her if needed?

Guides consider medical issues and contra-indications. How are the clients with strong emotions and body sensations? Is there curiosity or need for suppression or avoidance? Can they take responsibility for the problems in their life, or do they blame external sources?

The main goal of preparation is for the client to know who they are and deeply feel safe to relax into the non-ordinary state. Because we are social creatures, our primary sense of safety relies on nonverbal cues from the people around us. Therefore, good preparation relies on building rapport with the client, investigating, and addressing the areas where the client's system holds fear for the coming experience. This may involve psychoeducation, somatic therapeutic exercises, unburdening scared parts, adjusting the setting to improve the sense of safety for the individual, teaching them how to connect to Self, but certainly spending a lot of time together listening to the (parts of the) client and making sure they feel seen and heard.

In the MAPS-funded studies carried out by Mithoefer, the guidelines for preparation followed a standardized FDA protocol. The protocol consisted of a 12-week treatment period preceded by three Preparatory Sessions.

When attention is not provided in the therapeutic setting and therapy proceeds without regard to embodied tightness and constriction, it is highly likely there will be backlash after the session, which happens when the psychedelic substance overwhelms the protective systems. When parts signal us through the body, they are calling for our attention. Backlash can occur in several forms, including parts inhibiting the client from returning to future sessions, accidents that result from the client being slightly dissociated from their body after the session, and feelings of unease and heightened anxiety. Backlash can also come in the form of undermining or blaming the guide for doing a bad job. To point out the importance of respecting the protectors, this can also bring very real (professional) dangers to the guide.

Alternatively, when it is not overwhelmed, the protective system may block the experience, preventing the client from sinking into challenging memories or experiences or completely blocking the whole experience. Blocking can take the form of confusion, looping, numbness, excessive talking, dissociation, significant tensions, temporary psychotic symptoms, bursting with ungrounded excitement and joy, etc.

If approaching a journey session activates parts and those parts' feelings, fears and concerns are not acknowledged, the parts can and often do impede the journey. Clients may decide not to come or may suddenly come down with an illness or a reason not to attend the session. If these inhibiting factors are not sufficient to stop the client from undertaking the journey, parts can impede the onset of the psychedelic medicine or the ability of the client to experience the expected effects, regardless of the dosage and setting. If the mindset is not aligned, the journey will not unfold to its fullest potential.

There is nothing wrong with all these behaviors. They are some of the myriad ways we resist becoming more authentic. Our feelings display how we handle the ‚threat' of the unknown. When we continue to show up for ourselves and bring these resistances into sessions, we discover that resistance becomes our teacher, exposing our hidden motives, old identities, and unconscious places of pain and fear, where we do not want to let go.

As we open into ourselves, the inner journey becomes an adventure rather than a struggle if parts' fears and concerns have been addressed beforehand. Clients feel much calmer when their parts have been given permission prior to their journey. A sense of relief that follows when the client moves with intention into those inner reaches and can explore the deepest parts of themselves in a safe and supportive external as well as internal environment.

We have found that the more extensive the preparation, the better the outcome. It is good to check what parts come up when we hear that: when our system is in crisis, we act from the habit, not our mind and understanding. The more we embody the IFS process, the more access we have to it during struggling.

Remember, the degree to which the client's system will allow the client to immerse into the experience depends on the degree of safety the system experiences.

Preparation includes the agreements between the guide and the client, which are common to therapeutic work. These agreements are enumerated below and built upon those identified by Taylor [6].

1. A guide will do no harm.
2. Confidentiality will be kept by the guide.
3. A guide will obtain informed consent from the client.
4. A guide and client will tell the truth.
5. A guide and the client will keep agreements with each other.
6. The client will not cause violence to persons or property.
7. Both will not act sexually or romantically with each other
    1. This agreement can be expanded to include the client to leave at least their underwear on at all times. It can be tempting to strip for a sense of liberation, so a clear agreement helps to protect this boundary.
8. Both will agree clearly on the time, place, duration of sessions, and the fee.
9. Consent for physical touch identifying parameters.
    1. A practical safety-related point is an agreement that the door to the bathroom never be locked and that the guide will respect the privacy of the client while in the bathroom and not to enter unless the client does not respond.
    2. We want to highlight that consent for physical touch can include the need to restrain the client if the client is in danger of harming themself. Some clients can become a little paranoid, may feel the (strong) need to leave the space or the house, and may need to be prevented from doing so for their own good. At least agree not to leave the clearly-defined safe space for the duration of the experience until both parties feel the client has regained enough ordinary consciousness to be left alone. In the same vein the client will want to agree that the guide will not leave the client (to go home) until both parties agree that the experience is sufficiently over.
10. The psychedelic experience is considered a Round-Trip ticket
    1. The guide is going to be present to support the client throughout the psychedelic experience from the beginning until it is fully completed, and both parties agree the day has ended.

Adele Getty wrote that, while on a month-long retreat focusing on shamanistic practices from around the world, one of the 100 participants, Francis Huxley, asked the other participants, "In whose light do you do what you do?" Getty cites this important question that each of us should answer before guiding others into the sacred. "What brings us to do this work? [9]"

Setting Intentions

The process of setting an intention provides a way for the patient to witness how they create their session experience. The issues of their life may be a starting point, giving the patient a sense of what they do not want. Maybe they are resistant to becoming clear, or perhaps they may have no idea what they want. Maybe they keep changing their intention as they come closer to the session time, allowing issues to instill themselves into a

deeper desire. Nevertheless, investing time to explore which intention feels meaningful for this experience will generally improve the outcomes.

There is a tension and a balance between having a clear and supportive intention vs. allowing whatever needs to happen to happen. Holding too tightly to the intention may tunnel-vision a client who will then miss wonderful chances for healing experiences. Conversely, having no intention to direct their experience may leave the client adrift, and they will emerge without clear lessons. One client once compared the psychedelic experience to a trip to IKEA; they need a list to direct them, or they will get lost in all the choices, but they want to also keep their eyes open for those wonderful goodies they never knew they needed.

A good practice is for the client to formulate and set a clear intention before the experience and then let it go as they go in. Afterward, the guide can reflect on how the experience related or did not relate to the intention.

We have found we often do not get much resolution around the intentions we have set before going into an experience, though we may have gained a lot in the process of setting that intention.

The Psychedelic Journey – The Experience

This is where the magic happens. Our inner scientists love this aspect because it realizes that what happens is so far beyond our understanding, we cannot know what to do, but still, we can learn to do this work in a way that relatively reliably brings positive results. This gives us a valuable hint towards how we may approach the work of guiding a psychedelic experience. Here, too, there is a tension between guidance by the knowing guide and following and supporting the processes like an intuitive midwife.

Often the guide is recommended to be non-directive, but we feel this is only partially true and ignores critical aspects of their role. Obviously, guides do not just sit back and allow whatever happens to happen while they observe from the sidelines. Because the psychedelic experience makes people highly sensitive to their environment (hence the observation that the most significant aspects for a positive outcome are the "Set and Setting") and small events can have a radical impact on the processes. Robin Carhart Harris' Entropic Brain theory [10] and the idea of enhanced criticality goes into details of how this may be explained from a neurobiological perspective. This aspect of psychedelic experiences is evident in the feeling that everything that is seen, felt or happens seems to be infused with a deep symbolic meaning.

So, we need to respect that we are an inextricable part of the process and should take responsibility for the part we play. As guides, we should acknowledge that we will direct the experience on many different levels, often in ways we cannot avoid, and that is okay; the choice of music, the tone of our voice, whether we check in on the client every 30 minutes or every 45 minutes, or only when we have reason to suspect that they need support. Every word we say and every word we do not say will direct the experience in more or less subtle ways.

The psychedelic experience often brings us to places in ourselves where we are lost, stuck, confused, and need support. Clients will often regress to painful memories in an attempt by their system to heal, and we need to realize there is a very real risk of retraumatization in the psychedelic experience. In those moments, as guides, we need to be very subtly attuned to what is going on in the client and the room, and we have a chance to use this for the greater good.

We note that it is generally a good approach not to assume you know where the client's experience needs to go but to carefully observe what seems to be happening and see if you can trust and support the natural unfolding of these processes at a pace that fits the client's system.

Generally, it is better not to tell the client what to do but to offer companionship in their unfolding experiences. To offer support in the form of a safe and reliable foundation or container for them to experience whatever they need to experience to heal. It helps to keep in mind that whatever the substance is doing is beyond our understanding and humbly trust that the client has a Self and that the system will offer up whatever needs to happen to heal in the best way for the client. In one of Coen' s first personal psychedelic experiences, we were given the mantra: "It is all part of the process." That mantra served as a valuable guiding thought for that experience and his development as a guide and therapist ever since.

Integration

Coen was asked how to hold on to the lessons from the psychedelic experience. He answered: "In any way you can!" We feel this response imparts a vital clue to the integration process. Explore with the client what would work for them. Some start to do yoga, some meditation, and some come back to do more psychedelic work on a regular basis. Some divorce their partner, change their job, start to do voluntary work, get a dog, etc. There is no recipe for integration.

Guides need to find out what fits with their client, what can their different parts accept without too much resistance, and which changes they can be excited to get behind. This can take unexpected forms in scale, time, frequency, effort, and so forth. Coen feels the integration process of his first psychedelic experience was to have a couple more psychedelic experiences, start his training as a guide, then as a therapist, and in time that led to his integration process becoming the life he lives today.

Often clients do not respect how fleeting a psychedelic experience can be, especially the content. Like a dream, it is highly delicate; it fades and dissolves from memory in no time. Furthermore, clients can very easily fall back into the routines of their previous life because, though they have had a deep experience, their old environment has not changed.

After a psychedelic experience, their minds are very flexible. This can help clients make positive changes in their lives that will quickly solidify into healthy new habits, but it also means that if they do not make changes and fall back into our old routines, much of the benefits of the experience may be lost, and the experience becomes just an extraordinary memory (or worse, there is an equally great potential of allowing oneself to develop unhealthy habits).

It is good to record by writing, voice recording, or drawings, the experience and the lessons from it to help keep them alive. There is the risk of disconnecting from the feelings and emotional content if the client goes into an overly rational and mental part to record the memories. Therefore, we generally recommend clients not to write too much while they are still in the (tail end of) their experience as this engages their rational mind. Drawing is far less rational, so this is an ideal alternative. The impulse to write often also indicates a part that cannot or does not want to surrender to the experience.

We believe it is good to see the integration process as a way to give the experience a place in our life. This means to help the client look back at the experience and see if and how they can relate it to the various aspects of their life. The intention set before the experience helps with this. Guides can look back at the intention and see how the experience could be related to this.

Often the psychedelic experience was ineffable, quite confusing, abstract, or on such a large scale it is hard to express in words. There may have been somatic elements that were hard to relate to meaningfully, such as how the client's body may have needed to move or felt unable to move during the psychedelic experience. Here different therapeutic modalities can help, such as art therapy, psychodrama, and Somatic IFS, which can be drawn upon to support the expressive experience so with the client we can step back and together further explore the revealed depths of their experience. Exercises that support integration include writing, drawing, or creating a collage, a map of a client's life combining as many layers as possible, relational, financial, career, romantic, artistic, physical, and mental health, etc.

Often, clients can discover very meaningful elements they were not aware of consciously. In this way, art therapy can help them bring meaning from below the surface into conscious awareness. In the same way, they can use psychodrama to act out aspects of the experience and Somatic IFS or therapies like Hakomi to feel into and investigate the body sensations. Guides can also use vocalization or movement meditation and invite clients to express parts of their experience in ways that can help them become aware of what was really going on in the experience. If done mindfully, these methods can help them uncover the meaning beyond the direct experience, and the integration work will be to relate those experiences to their daily lives.

What role does integration play in the process of awakening? Remarkable experiences can inspire, but without integration, they can also bring a sense of alienation. In 2021 the Rubin Museum of Art created a 10 episode series hosted by musician and performance artist Laurie Anderson. In episode 9, Anderson interviews Patricia James, a Medicine Woman of Seminole tribe heritage who has been formally trained in the Cheyenne tradition as a priest and a pipe carrier, both of which identify James as a steward of the sacred pipe and the religious ceremonies for which it is used. James shares her views on the importance of integration [11].

The episode begins with James referencing a sculpture of an intertwined pair of lovers, Guhyasamaja and Sparshavajra. The sculpture represents the concept of nonduality, the idea that everything is interconnected. The union of apparently opposing forces is often expressed in Tibetan Buddhist art as the sexual union of male and female, or compassion and wisdom, and represents union rather than separation. This union is necessary for elevating consciousness toward awakening.

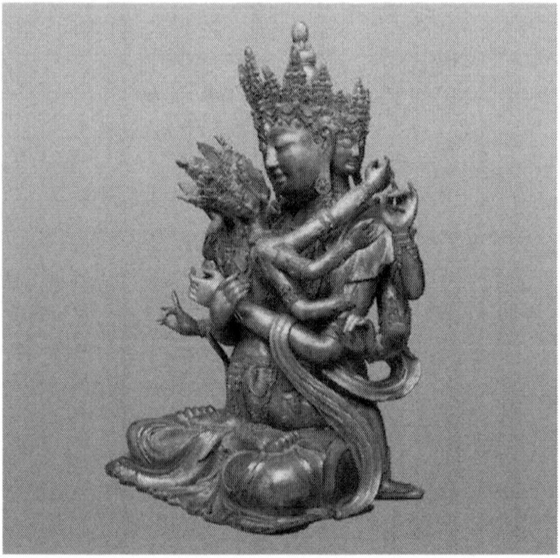

Guhyasamaja and Sparshavajra; Beijing, China; Ming dynasty, ca. 1400–1500; Gilded bronze; Asian (Art Museum of San Francisco; The Avery Brundage Collection, B64B23)

IFS teaches us that the Self cannot lead when blended with protective or exiled parts. Exiled parts are the young parts that have experienced trauma and experience pain, terror, and fear. Exiled parts are isolated from the rest of our system. The parts that protect the system from experiencing the exiled part's pain, terror and fear are

referred to as protectors in IFS terminology. Because protective parts are often the same age or are only slightly older than the exiled parts they protect, our responses to perceived threats are often seen as childish. They are the efforts of desperate protective parts that most often generate the exact opposite of the hoped-for result. This is true for all of us and is the reason we can spend our entire lives feeling separated from ourselves and others.

The integration process can become quite intuitive when we approach it from the perspective that we are a multiplicity and contain many parts, some of which are carrying burdens that can be revealed and released prior to, during, and following the psychedelic experience. When Self-to-part relationships are harmonized, a client can lead from Self rather than burdened parts.

In the MAPS-funded MDMA research studies, the 12-week treatment period identifies three integrative non-drug psychotherapy sessions following each experimental session.

The work after each psychedelic session is equally important. There is a form of spiritual bypass by having one psychedelic experience after the other without really taking the lessons from each experience to make changes in a client's life. Much more can be said about this because valuable nourishment comes from setting apart time to simply dive into the subconscious - especially when a client does this with a group of like-minded people.

The MAPS 12-week program with the three experiences and three integration sessions per experience is very powerful. In their private practice, Patrycja and Coen's clients often do not have the luxury of this amount of time, nor do most have the finances to invest so deeply in this level of work.

To provide individuals from all walks of life with the same opportunities for healing, Patrycja and Coen developed a six-day program as a workable condensed version of the MAPS model. They recommend that their clients add additional online preparation sessions before the psychedelic experience. They have also found that there is a great benefit to clients to have not just one but two psychedelic experiences because not everything rests on the first experience; clients can use the first experience to gently explore what they are getting into by dipping their toes in the water before jumping into the deep end of the pool.

With the integration sessions between the first and second psychedelic experience, clients are much better prepared for the second session where they feel they can really "go for it". Patrycja and Coen share that they have never experienced a client reporting that the six-day program was too much in too short a time. This may be because the dose and the pace of the work are adjusted to each client individually.

Final Considerations – Healing and Emotional and Spiritual Care

As we untangle the patterns that cause pain or do not serve us, it is natural for clients to feel a little vulnerable until they are able to live with their new discoveries. Even more often, clients experience that being safe or empowered feels uncomfortably unfamiliar, and they have an unconscious impulse to move back into old, familiar but unsafe situations even though they are less healthy. It may take some time for clients to make new, healthy decisions on their own. Relationships shift and change as they break free of patterns, and it is an art to develop conscious ways of still being around people who trigger them or as they prepare to leave those who are no longer going to be a part of their path. As they relax into their essential Self, their experience of change within outer relationships also softens.

Life often presents a challenge quite soon after a psychedelic session, which allows individuals to apply what they have discovered. One of the most common discoveries is to be loving and gentle with oneself when we fall back into old, addictive, or unhealthy patterns. Energy freed up in this way can be redirected to new intentions.

It is important to engage members of a supportive community to see how the integration process is unfolding. Often this is an important challenge in integration. Many clients, after having had a deeply impactful experience that vastly expanded their understanding of life, come back to a partner, family, job, and friends who are not open to this experience at all. These important people may dismiss very valuable aspects of the client's experience as meaningless fantasies, hallucinations, or merely drug-induced side effects.

In the workplace, it is often even dangerous, at least for some clients' careers, to even admit to having engaged with psychedelics. These clients need to have at least a small group of people with whom they can meet to safely share their experiences. Often online psychedelic integration or sharing circles offered by psychedelic associations can help. Another option is to enroll in a yoga group where altered states of consciousness are often respected much more and offer chances to meet at least one or two people who are open to listening to the client's experiences.

Online group psychedelic support is increasing on Facebook, WhatsApp, and Signal. Just being able to send a message saying they are struggling with life after their experience and receiving emojis of hearts and hugs from others can be very beneficial and remind clients they are not alone. Coen remembers researcher Rosalind Watts mentioning that an issue with her research had not initially offered space for proper preparation and integration within the boundaries of the study. In response to client feedback, Watts and her fellow researchers set up online sharing circles for their research participants to deal with this issue. Watts addresses this in the ATTMind Podcast episode [12].

Closing

We close in recognition of all who have come before who have contributed so much to healing themselves and guiding the healing of others. We know the process of integrating the awakening of consciousness continues throughout a lifetime. May your guided psychedelic experience support your eternal unfolding into what lies beyond our relative knowing.

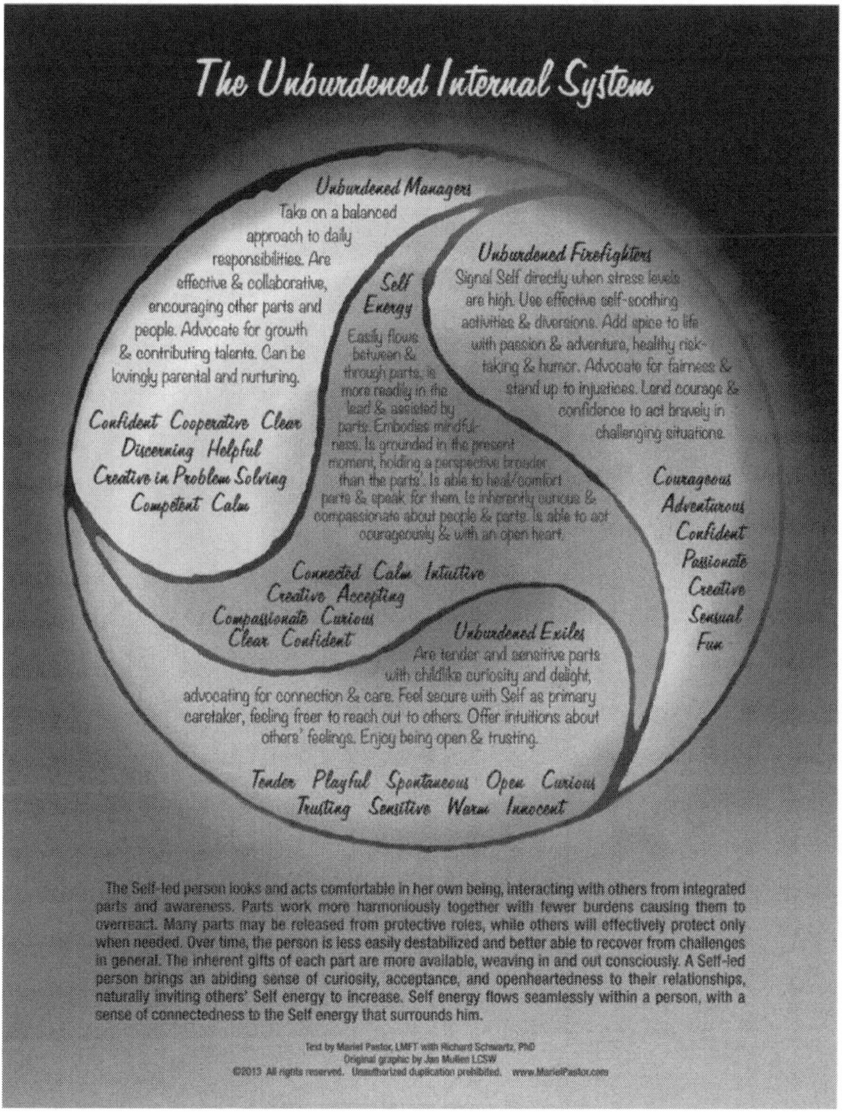

References

1. Schwartz, R. (2001). *Introduction to the Internal Family Systems Model.* Chicago: Trailheads Publications.
2. Schwartz, R. (2021). *No Bad Parts: Healing Trauma and Restoring Wholeness with the Internal Family Systems Model* p 49. and Boulder, CO: Sounds True Inc.
3. Bourzat, F., and Hunter, K. (2019) *Consciousness Medicine: Indigenous Wisdom, Entheogens, and Expanded States of Consciousness for Healing and Growth.* Berkeley, CA. North Atlantic Books.
4. Cosimano, M. (2014). Love: The Nature of Our True Self. My Experience as a Guide in the Johns Hopkins Psilocybin Research Project. MAPS Newsletter (Winter) 39–41.
5. Masters, R., and Houston, J. (2000). *The Varieties of Psychedelic Experience.* Rochester, VT. Park Street Press.
6. Taylor, K (1995). *The Ethics of Caring* pp 35–72. Santa Cruz, CA. Hanford Mead Publishers.
7. Holland, J. (2020). *Good Chemistry: The Science of Connection, from Soul to Psychedelics.*New York, NY: HarperCollins Publishers.
8. Richards, W. A. (2016). *Sacred Knowledge: Psychedelics and Religious Experiences.* New York, NY: Columbia University Press.
9. Getty, A. (1997). *A Sense of the Sacred: Finding Our Spiritual Lives Through Ceremony.* Dallas, TX. Taylor Publishing Company.
10. Carhart-Harris, R. L., Leech, R., Hellyer, P. J., Shanahan, M., Feilding, A., Tagliazucchi, E., Chialvo, D. R. and Nutt, D. (2014) *The entropic brain: a theory of conscious states informed by neuroimaging research with psychedelic drugs. https://www.frontiersin.org/articles/10.3389/fnhum.2014.00020/full.*
11. James, P. (2021) TheAWAKENpodcast,Episode 9. *Integration with Medicine Woman Patricia James.* https://rubinmuseum.org/mediacenter/integration-with-medicine-woman-patriciajames-awaken-podcast.
12. Jesso, J. W. with Bourzath, F., and Watts, R. (2020) *Psilocybin Therapy and Mushroom Wisdom.* The ATTMIND podcast #127 *https://www.jameswjesso.com/psilocybin-therapy-rosalind-watts-francoise-bourzat.*

Related Works

Morgan, N. (2020). Integrating Psychedelic Experiences Utilizing the Internal Family Systems Therapeutic Model. *International Journal of Social Sciences*, 3(2), 575–585. https://dx.doi.org/10.20319/pijss.2017.32.57 5585

Sweezy, M. and Ziskind, E. (2013). *Internal Family Systems Therapy: New Dimensions.* New York: Routledge.

Notes from the Frontier: Ketamine-Assisted Psychotherapy (KAP) in Clinical Practice

Veronika Gold, Eric Sienknecht & Harvey Schwartz

San-Francisco-based Ketamine-Assisted Therapy clinic, Polaris Insight Center, is one of several relatively new clinics working with an integrative model of ketamine treatment and recovery. The focus of this article is to describe how KAP is conducted in our own clinical practice, addressing important elements of psychedelic psychotherapy, including preparation, set and setting, and integration, and highlighting some of the fundamental guiding principles of the work.

Our perspective is informed by years of clinical experience and observations drawn from thousands of KAP sessions. We received our initial training in KAP with Phil Wolfson and Julane Andries through the Ketamine Training Center, and with Raquel Bennet through the Kriya Institute. In addition, we received training through the MAPS MDMA-Assisted Training Program, including training in clinical supervision for training of new therapists entering the field. Although prior to our work in psychedelic-assisted psychotherapy we came from diverse clinical and philosophical backgrounds, we are all strong believers in the healing power of human relationship and the healing power of expanded or non-ordinary states of consciousness (NOSC). We view KAP as holding enormous reparative potential in its unique synthesis of these reparative elements, while also honoring the biological benefits of ketamine.

Since the early 2000's in the United States, an increasing number of ketamine IV infusion clinics have been established to provide off-label treatment for depression (particularly, treatment-resistant depression TRD). The use of low-dose (i. e, sub-psychedelic) ketamine infusion sessions (>0.5 mg/kg) to elicit antidepressant response without the dissociative/psychedelic "side-effects" (i. e., also known as the "emergence phenomenon") have almost exclusively been used in the ketamine research (Bravo, G., Grant, R., & Bennett, R. (2021). Ketamine. In C. S. Grob & J. Grigsby (Eds.), *Handbook of medical hallucinogens* (pp. 327–344). The Guilford Press). Although ketamine administered at these lower doses can provide significant relief from depression, these treatments do not necessarily – or even typically – involve specialized psychological care. These biologically based treatments usually do not involve psychoeducation on working with NOSC and may not emphasize the importance of set and setting, preparation, and integration elements in the treatment process. These elements have become components of the standard of care throughout psychedelic-assisted psychotherapy research and practice over the past two decades. Ketamine treatment relies solely on the biological effects of ketamine. Ketamine-assisted psychotherapy relies on the therapeutic relationship (or therapy "container") and the transformative experience facilitated by entering the NOSC as primary vehicles of symptom relief and personality change.

Unfortunately, research comparing results of KAP, and IV ketamine treatment has not been conducted, although some preliminary data has been generated (Dore et al, 2019) on the effects of KAP across three private practice settings and hundreds of patients. Nevertheless, we anticipate that KAP treatment outcomes might be often superior to IV ketamine treatment without therapy outcomes due to the potential to address and resolve, through the psychotherapeutic process, the patient's deeper underlying psychological conflicts and issues. KAP allows for therapeutic work beyond symptom relief, addressing underlying attachment, addiction, anxiety, spiritual, somatic, existential, trauma/PTSD and relationship issues and challenges in an ongoing dialogue and integration process with a trained psychotherapist.

Practiced at Polaris, ketamine assisted psychotherapy incorporates the benefits of both the low to moderate dose psycholytic (empathogenic) and moderate to high-dose psychedelic (ego-dissolving) sessions while recognizing the powerful neuro-biochemical effects of the medicine (Kolp, E., Friedman, H. L., Krupitsky, E., Jansen, K., Sylvester, M., Young, M. S., & Kolp, A. (2016). Ketamine psychedelic psychotherapy: Focus on its pharmacology, phenomenology, and clinical applications. Wolfson, P. & Hartelius, G. *The Ketamine Papers*, (pp. 97–198). MAPS). In addition, clients are prepared to welcome all experiences – both positive and challenging as part of the healing process. Positive experiences, for example the feeling of awe, wonder, interconnectivity, and/ or deep peace that can happen in a psychedelic experience, are important aspects of the transformational process as they can "reboot the system" while reminding the client of their capacities for healing, joy and positive human connection. Challenging experiences – personal or transpersonal – are also paradoxically central to the healing process, helping clients with a sense of mastery, agency, and resilience in the face of overwhelming and confusing experiences.

Paradigms of Working with Ketamine

Bennett (2019) describes three paradigms of working with ketamine: biological, psychological, and shamanic/transpersonal.

Although the understanding is still evolving, the biological model emphasizes the biochemical and neurobiological effects of the medicine and understands therapeutic change in terms of central nervous system changes such as the increase glutamate and BDNF (brain-derived neurotrophic factor) levels, reduction of functional connectivity in the default mode network, promotion of synaptogenesis, and formation of new neural pathways (Scheidegger et al, 2012; Zunszain et al, 2013; Li et al, 2020).

The psychological paradigm, on the other hand, places emphasis on the psychotherapeutic process and reparative relationship with therapist and understands treatment change as the result of accessing and processing longstanding struggles (intrapsychic, relational, and existential conflicts), and resolving longstanding issues of identity, attachment, values, life meaning, purpose and direction. Therapeutic effects in the psychological paradigm include gaining distance from one's usual personality (i. e., strengthening observing ego functions), gaining new perspectives on conditioned beliefs, patterns of thinking, feeling and behaving and learning how to relate more vulnerably and authentically with the therapist and others. Accessing unresolved traumatic experiences and beliefs are another major aspect of the psychological model. The effective processing of traumatic experience may also allow for important reconnection with disavowed and dissociated aspects of the self, along with attachment repair all leading to enhanced resilience. The cultivation of cognitive-emotional flexibility is a hallmark of the psychological benefits of KAP over time. As emotional obstacles and psychological defenses are diminished in both psycholytic and psychedelic KAP sessions, in a field of safety and support, clients may discover a spaciousness of mind previously unavailable to them, and a connection to a benevolent, non-judgmental form of spirituality.

Finally, the spiritual/shamanic/transpersonal paradigm is useful for understanding novel and sometimes otherworldly, spiritual, phenomenological, or mystical phenomena that arise in higher-dose psychedelic sessions. In this model, therapeutic change is viewed as a result of a greater capacity to access deeper levels of the unconscious (biographical, archetypal and transgenerational) mind and connect with transpersonal realms of experience. From a transpersonal perspective, therapeutic change may involve access to a more expansive sense of self, unity consciousness and the sense of interconnectivity. This expanded perspective shift can diminish feelings of alienation and shame, cultivate self-compassion, through transcending the limits of one's body, ego, and conditioned mind. This can sometimes lead to relief of existential distress as well as to gaining a deeper understanding of one's life purpose. Clients can not only experience a decrease in symptoms, but also gain self-awareness, self-transcendence, and a greater sense of meaning (Bravo, G., Grant, R., & Bennett, R. (2021). Ketamine. In C. S. Grob & J. Grigsby (Eds.), *Handbook of medical hallucinogens* (pp. 327–344). The Guilford Press). As part of this process, clients may tap into a part of the self that has never been damaged or contaminated by destructive life experiences and may also come to understand their own organic inner healing intelligence - often a sharp contrast to the devalued or disgraced sense of self many struggles with for years as a bi-product and co-factor of chronic mental illnesses.

It should be noted that we believe that good KAP practice is essentially a hybridization of the three treatment paradigms, which of course are not mutually exclusive. Our approach to KAP is informed by perspectives and ways of action from each of the three paradigms at various times during the course of a given treatment. How the clinician explicitly understands and describes progress in treatment, and the specific language used for clinical purposes, should be determined by the semantic lens used by the client to understand their experiences.

Ethical Guidelines

Bennett (2020) published ethical guidelines that highlighted the importance of mental health providers being present during sessions when working with "therapeutic ketamine". Still in 2022 most ketamine clinics in the United States have little or no psychotherapy included in their treatment protocols. Bennet describes the incidence of adverse events during or after ketamine sessions to be linked to factors such as misrepresentation by providers of ketamine as a "cure" or "magic bullet" for multiple conditions, an insufficient screening process, lack of psychotherapeutic support during and after sessions, and insufficient training of providers. Many in the field have come to believe that there is a need to shift from a purely biomedical model to an interdisciplinary and collaborative model. This collaborative model informs our approach to KAP. The prescriber is responsible for the medical intake/assessment, dosing, and medical monitoring. Prescribers work in a close collaboration with the therapist to determine if the client is suitable for ketamine assisted psychotherapy. The dosing strategies for the initial and subsequent sessions are continually discussed and reviewed by the prescriber, therapist, and client. In addition to the prescriber and the therapist, the client's primary therapist and/or psychiatrist, often outside of the clinic, may also be part of the care team, and such collaboration is encouraged.

The KAP therapist is present throughout the whole treatment process, in all preparation and dosing sessions, and is an integral part of the ongoing integration process. Aside from intensive training in KAP, it is also important that KAP therapists cultivate and embody qualities of compassion, mindfulness, and honesty, as well as commitment to seeking continuing education and consultation with more experienced KAP clinicians/supervisors. Many potential ethical pitfalls endanger the growing landscape of ketamine treatment. Our hope is that standard ethical guidelines of care and professionalism for therapeutic ketamine providers will be widely accepted, and that psychotherapeutic care will be routinely provided throughout ketamine treatment.

Set and Setting for KAP

Ketamine holds the potential to elicit powerful and sometimes life-changing experiences (Wolfson et al., 2016). Therefore, we believe it is important to hold that in mind in every step of the therapeutic process. In past psychedelic research with psilocybin (Griffiths et al., 2016) participants rated the experience as one of the five most important experiences in their life and the third most important experience in their life. Similar comments have been made by clients over the years in a variety of psychedelic research and practice settings.

Ketamine assisted therapy is provided in a comfortable, pleasing environment, conducive to relaxation and letting go of cares and stress. We pay great attention to the preparation phase and the optimization of set and setting (Gold & Sienknecht, 2018). Attention is paid to preparing the setting: being sure the clinic space is aesthetically decorated and the room equipped with a bed, bedding, eye mask, and good sound system. We want to create an environment where clients feel safe, welcomed, and comfortable to engage in the treatment. We invite clients to bring any important items or pictures into the space and to create their own altar to personalize the space, and we use invocations and specially curated ambient music playlists (https://open.spotify.com/user/7u5v7qj49c6kn4r2enuo2lb4m?si=vBpjFkicSd6_iFuEvI-duwg).

The patient's set must also be considered, explored, and supported. Set refers to the patient's current state of mind, mood, attitude, interpersonal or professional concerns, beliefs about psychedelic medicines, and expectations about the specific psychedelic session.

We encourage client's self-inquiry into the reasons for seeking KAP and journaling in the days leading up to the session to clarify their intention. We ask clients to verbalize an intention for the session, but at the same time to hold the intention lightly and even try to let go of any attachments to specific outcome or "answer" to the intention. We encourage clients to invite "Beginner's Mind" and not-knowing, openness, curiosity, and trust. Our philosophical approach combines a respect for both discipline and playfulness. Throughout the treatment process we attempt to impart to our patients the spirit of "welcoming everything," approaching joyful and challenging experiences with equal measure, and understanding the value of awe, play, and wonder in the healing process.

The therapist's set and cultural set are also important considerations in understanding the patient's set. The set of the therapist refers to their frame of mind, mood, outside concerns, and hopes for the session and the treatment as a whole, and their influence on the patient and the session. There are, also, cultural variables of set, or what has been referred to as the "collective set-and-setting," (Hartogsohn, 2013) which comprises the perspectives and value systems of the family, society, and culture in which the individual is embedded. These further influence the patient's set and which must be considered, explored, and discussed prior to the psychedelic experience. All these aspects are explored and tended to in the intake and preparation process.

Ketamine-Assisted Psychotherapy Protocol

KAP treatment protocol starts with medical and psychological intake and assessment. Even though ketamine has an excellent pharmacological safety profile (Wolfson, 2016), there are physiological and psychiatric contraindications, such as history of heart, liver, or kidney disease, uncontrolled hypertension, history of or current symptoms of psychosis, and current symptoms of mania, and not everyone is a good candidate. The consent process is an important part of this initial phase of treatment, and since Ketamine is a schedule 3 medication used off-label, the physician needs to discuss with the client the rationale for use, inform them of potential risks, and present treatment alternatives. Then a treatment plan is developed which typically involves a more intensive, initial phase of treatment of more frequent sessions in a shorter period of time, followed by a less intensive maintenance phase. This initial phase of treatment involves a series of KAP sessions bookended by one or more preparation sessions prior to the series and one or more integration sessions interspersed within and/or following the series. Substantial time and energy are spent in the preparation and integration phases of the treatment, and they are considered as important – if not more important – than the experiential sessions. As the field of ketamine- and psychedelic-assisted psychotherapy have matured over the years, the value of ongoing integration to mine and extend the benefits, insights, and inspirations for behavior change attained in the medicine sessions has come to be highly valued and seen as essential to durable and lasting change.

A typical KAP treatment at Polaris Insight Center for depression, for example, consists of 4–6 sessions (each 3 hours) over the course of 2–4 weeks, followed by more spaced-out booster sessions during the maintenance phase of the treatment. The typical length of treatments at our center (www.polarisinsight.com) is 3–6 months. The treatment protocols are individualized based on the client's diagnosis, symptoms, and responsiveness to the treatment.

Based on our training in the MAPS protocol for MDMA-assisted therapy for the treatment of PTSD and Ketamine Training Center we have decided to adopt the therapeutic approach of inner-directed psychotherapy. The main guiding principle in this approach is following and activating of the patient's the *inner healing intelligence,* which is conceptualized as a "universal capacity to self-heal". In the same way that the physical body can heal, this approach states that the psyche, under specific conditions, moves toward resolution (Mithoefer, 2017). For example, if a person has a cut, they might have to disinfect it, or even get stitches, but it is the body that heals from within. Similarly, when we provide the optimal conditions, the psyche is able to move towards processing, integrating, and re-regulating. When the therapist follows the client, using an inner-directed psychotherapy approach, rather than coming in with a specific agenda for what *should* happen, they can support the therapeutic process that *needs* to happen (Gorman et al., 2020). We also believe in cross-pollination between approaches, and when therapists are trained in multiple modalities (e. g. Hakomi, Somatic Experiencing, Internal Family Systems, Archetypal and Relational Psychotherapy approaches) they can incorporate those with the inner-directed approach.

The therapist's role is also one of a sitter supporting the client's emergent process, encouraging the client to welcome whatever is coming up and to be curious. This support involves empathic listening, and also attachment work, trauma processing and working with other conflicts that might emerge during and after the experiential session. The client is encouraged during the experiential session to describe what they are noticing, check in with their emotions and sensations, and share any insights. The therapist engages with the clients around the material they share and facilitates continued containment and processing as needed. The therapist also serves a role of a scribe and takes detailed notes of what the client said and use them in the discussion and later throughout the integration.

The end of the experiential session is the beginning of the integration process when the client is beginning to put words to their experience. They are encouraged to take care of their physical needs and continue to connect with the material through journaling, re-listening to the playlist used in the session, being in nature, moving, and dancing. They are asked to avoid social media, TV, and engaging in difficult conversations - is recommended days after the session. In addition to providing check-ins with the client over email as well as an additional integration session, we also require clients to work with an outside therapist. Some clients will have another ketamine session within a few days, and the beginning of this session serves as a review of the previous session and preparation for the following session.

The integration process often extends the time of the initial KAP protocol and might continue for weeks or months following the initial treatment protocol. Integration involves working with the patient to make meaning from the experiential session, continue to process what emerged, and to apply new perspectives and insights in their daily lives. The therapist makes use of transference and countertransference in the therapeutic relationship. This phase of the treatment can be challenging as (sometimes) a patient's symptoms can get worse before they get better due to deepening engagement with potentially distressing material. And, paradoxically, even positive changes have the potential to be stressful. This sometimes-rapid improvement ("therapeutic bends" described by Katzman, 2018) may stress the patient's family system and require further emotional, personal, interpersonal and/or transpersonal processing. As the patient's identity rapidly shifts from the sick role to recovery, they may also face a wide array of unforeseen practical and relationship challenges. Integration challenges point to the imperative of spending time refining the preparation protocol, striving to continually optimize set and setting, and providing psychotherapeutic support throughout the process. Comprehensive assessment, ongoing and iterative informed consent practices, and attention to the patient's intentions and goals, in the preparation phase can go a long way to paving a smooth road for integration.

Challenges and new opportunities of KAP

In general, lack of diversity and access are two issues facing the field of psychedelic assisted therapy (including KAP). Due to the lack of cultural diversity among therapists providing KAP, this treatment may be less inviting to culturally diverse clients, and the current protocols have mostly not been modified based on cultural needs. The mental health community needs to make efforts and strive to find ways to change this situation. Providers must recognize that clients of various backgrounds will not resonate with one, uniform setting or approach. One size does not fit all. Providers need to also consider how certain elements of the setting, e. g., office decorations and different types and styles of music on the playlists, may impact the client. It is crucial to explore diversity, cultural, and personal preferences in treatment and begin conversations about these topics as well as power dynamics as early in the intake and preparatory process as possible.

One of the biggest challenges is accessibility of this treatment. We have experimented with shorter 90- and 120-minute sessions, but we have come to an understanding that 150-210-minute sessions are ideal, with most clients needing 180-minute session to get the fullest benefit. The treatment is labor intensive and requires the presence of the therapist and often MD or RN on site. Currently insurance companies in the United States do not cover KAP and so the treatment is rather costly.

Before the COVID-19 pandemic, we could not have imagined being able to provide KAP online. This world-wide crisis has created a necessity, and in the United States an opportunity, to explore doing KAP virtually. Currently there are several companies offering virtual KAP treatments in the US. It has not only been possible, but, for some clients, it has become the more favorable option, due to the benefits of being in the comfort of their own home and not having to commute to appointments. It has also made the treatment more geographically and financially accessible. For virtual KAP, clients use ketamine lozenges that they self-administer, and they are monitored through online HIPAA-compliant video platform. We anticipate that this new way of working is going to survive beyond COVID-19 and thus, out of tragedy, a promising new form of this treatment has evolved (Gold & Sienknecht, 2020).

Becoming a ketamine-assisted psychotherapist is a path of learning, but also unlearning. The ideal training structure includes didactical training, personal experience, group experience, shadowing, live supervision, mentorship, and ongoing consultations. The field of KAP is quickly evolving and legal and ethical standards are being developed. As a result, the development of training programs that support the growing number of clinicians in the field is imperative. Beyond their initial training, clinicians will need to participate in ongoing group and individual consultation/supervision processes in order to continue to hone their skills, understand the unique transference-countertransference challenges in KAP, connect with a community of like-minded practitioners, and stay abreast of the latest research data and practice innovations being developed in the field.

We see that the journey of becoming an effective KAP therapist takes individual, group, and community support and a breadth of experience over time. Together with the Rainfall Medicine Clinic we are offering Polaris/Rainfall KAP Practitioner Training Certificate Program, a pathway that will reflect the commitment of time, energy, and practice to cultivate confidence and demonstrate competence in providing ketamine-assisted psychotherapy.

References

Bennett, R. (2019). Paradigms of ketamine treatment. *MAPS Bulletin Spring 2019, 29*(1), 48–49.

Bennett, R. (2020, December). Ethical guidelines for ketamine clinicians. *The Journal of Psychedelic Psychiatry, 2*(4).

Corssen, G. & Domino, E. (1966). Dissociative Anesthesia. *Anesthesia & Analgesia, 45*(1), 29–40.

Dore, J., Turnipseed, B., Dwyer, S., Turnipseed, A., Andries, J., Ascani, G., Monnette, C., Huidekoper, A., Strauss, N., & Wolfson, P. (2019). Ketamine assisted psychotherapy (KAP): Patient demographics, clinical data and outcomes in three large practices administering ketamine with psychotherapy. *Journal of psychoactive drugs*, *51*(2), 189–198. https://doi.org/10.1080/02791072.2019.1587556

Gorman, I., Nielson, E. M., Molinar, A., Cassidy, K., & Sabbagh, J. (2021). Psychedelic Harm Reduction and Integration: A Transtheoretical Model for Clinical Practice. *Frontiers in Psychology*, *12*, 645246. https://doi.org/10.3389/fpsyg.2021.645246

Griffiths, R. R., Johnson, M. W., Carducci, M. A., Umbricht, A., Richards, W. A., Richards, B. D., Cosimano, M. P., & Klinedinst, M. A. (2016). Psilocybin produces substantial and sustained decreases in depression and anxiety in patients with life-threatening cancer: A randomized double-blind trial. *Journal of psychopharmacology (Oxford, England)*, *30*(12), 1181–1197. https://doi.org/10.1177/0269881116675513

Grob, C. & Grigsby, J. (2021). Handbook of Medical Hallucinogens. New York: The Guilford Press.

Gold, V. & Sienknecht, E. (2018). Ambassadors to hidden territories: Set and setting in psychedelic assisted psychotherapy. Chacruna Institute Online. https://chacruna.

net/ambassadors-to-hidden-territories-set-and-setting-in-psychedelic-assisted-psychotherapy/
Gold, V. & Sienknecht, E. (2020). Ketamine-assisted-psychotherapy online. Psychedelic Support Online. https://psychedelic.support/resources/ketamine-assisted-psychotherapy-online/
Hartogsohn, I. (2013). The American trip: Set, setting, and psychedelics in 20th century psychology. *MAPS Bulletin Spring 2013, 3*(1), 6–9.
Katzman, J. (2018). Rapid Depression Remission and the "Therapeutic Bends". Healing Realms Online. https://www.healingrealmscenter.com/blog/rapid-depression-remission-and-the-therapeutic-bends
Li, M., Woelfer, M., Colic, L., Safron, A., Chang, C., Heinze, H. J., Speck, O., Mayberg, H. S., Biswal, B. B., Salvadore, G., Fejtova, A., & Walter, M. (2020). Default mode network connectivity change corresponds to ketamine's delayed glutamatergic effects. *European archives of psychiatry and clinical neuroscience*, *270*(2), 207–216. https://doi.org/10.1007/s00406-018-0942-y
Mithoefer, M. et al. (2017). A manual for MDMA-assisted psychotherapy in the treatment of posttraumatic stress disorder; Version 8. http://www.maps.org/research/mdma/mdma-research-timeline/4887-a-manual-for-mdma-assisted-psychotherapy-in-the-treatment-of-ptsd. Accessed 2 April 2019
Scheidegger M., Walter M., Lehmann M., Metzger C., Grimm S., & Boecker H, et al. (2012). Ketamine decreases resting state functional network connectivity in healthy subjects: Implications for antidepressant drug action. *PLoS ONE 7*(9), 1–9. https://doi.org/10.1371/journal.pone.0044799
Wolfson, P. & Hartelius, G. (2016). The Ketamine Papers. MAPS.
Zarate, C., Singh J., Carlson, P., et al. (2006). A randomized trial of an N-methyl-D-aspartate antagonist in treatment-resistant major depression. *Arch Gen Psychiatry, 63*(8), 856–864. doi:10.1001/archpsyc.63.8.856
Zunszain, P., Horowitz, M., Cattaneo, A., Lupi M., & Pariante, C. (2013). Ketamine: synaptogenesis, immunomodulation and glycogen synthase kinase-3 as underlying mechanisms of its antidepressant properties. *Mol Psychiatry 18*, 1236–1241. https://doi.org/10.1038/mp.2013.87

Ketamin hat Nebenwirkungen

Ernil Hansen

Jedes Medikament hat auch Nebenwirkungen. Deshalb darf in einem Buch über neue Anwendungen von Ketamin ein Hinweis darauf nicht fehlen. Entsprechend wichtig ist es, dass in Übersichtsarbeiten über den potenziellen Nutzen in der Psychotherapie auch die zahlreichen und zum Teil schwerwiegenden Nebenwirkungen und Risiken zur Sprache kommen. Umso verstörender ist es, dass in der derzeitigen Euphorie oft Übersichtsarbeiten erscheinen, ohne Nebenwirkungen zu erwähnen. Dies erscheint umso bedenklicher, als hier Psychotherapeuten, eine Berufsgruppe, die gewöhnlich wenig mit Pharmakotherapie Umgang hat, sich einer Medikamentenanwendung öffnet. Da mag ein Beitrag aus der Anästhesie, ein Fach, in dem man mit Ketamin seit 55 Jahren Erfahrungen gesammelt hat, nützlich sein, nicht um das Medikament mies zu machen, sondern um Vorsicht und Sorgfalt anzumahnen.

Für die Beurteilung der Sicherheit einer Ketamin-Anwendung im Rahmen einer Depressionsbehandlung ist es sinnvoll und notwendig, sich auch die Risiken und Komplikationen nach Ketamin in anderem Zusammenhang anzusehen, die im Laufe der Zeit sichtbar geworden sind.

Ketamin in der Anästhesie

Ketamin ist trotz ausgeprägter psychischer Wirkungen kein Psychopharmakon, sondern findet sich in der Roten Liste unter „Narkosemittel". Aussagen wie „… wurde Ketamin zur Depressionsbehandlung zugelassen" sind daher irreführend. In einer deutschen Veröffentlichung wie diesem Buch kann man sich nicht auf eine Zulassung in den USA beziehen, sondern MUSS die Rechtsgrundlage in Deutschland abgebildet werden. Danach sind die derzeit angewendeten i.v.-Präparate von Ketamin für psychiatrische Anwendungen NICHT ZUGELASSEN. Eine Liste „Indikationen in der Psychiatrie" aufzuführen, ist daher unlauter. Sie könnte bestenfalls „Potenzielle Indikationen ..." heißen. Stattdessen werden in Beipackzettel und Roter Liste als Indikation für Ketamin aufgeführt: Einleitung und Durchführung einer Allgemeinanästhesie, Supplementierung bei Regionalanästhesien, Anästhesie und Analgesie in der Notfallmedizin, Behandlung eines therapieresistenten Status asthmaticus (Marland et al. 2013). Wegen der erheblichen Nebenwirkungen spielt heute Ketamin in der Anästhesie eine geringe Rolle.

Auch jüngste Versuche, neue Vorteile von Ketamin für die Anästhesie zu finden, schlugen fehl: Eine intraoperative Gabe von Ketamin verringerte nicht das Risiko für postoperatives Delir, erhöhte allerdings wesentlich das Auftreten „negativer Erfahrungen" wie Halluzinationen und Albträume auch bei niedrigdosierter Anwendung (Vlisides & Avidan 2019). Ebenso hatte Ketamin keinen Einfluss auf die postoperativen Schmerzen. Anders als in den USA wird Ketamin hierzulande bis heute nicht in den Leitlinien zur Prävention postoperativer Schmerzen empfohlen. Auch die neu entdeckte antidepressive Wirkung wollte man für Operationen nutzen. Bei großer Chirurgie an älteren Patienten mit einem erheblichen Risiko postoperativer Depression konnte intraoperatives Ketamin weder das Auftreten verringern, noch depressive Symptome verbessern (Mashour et al. 2018; Pang et al. 2020).

Eine Studie zur Verwendung von Ketamin-Saft zur Prämedikation (Operationsvorbereitung) von Kindern musste wegen erheblicher Nebenwirkungen, Verhaltens- und Wesensveränderungen vorzeitig abgebrochen werden. Die verbreitete Vorstellung, man könnte die Ketamin-induzierten Albträume durch gleichzeitige Gabe von Benzodiazepinen vermeiden hat sich als trügerisch erwiesen. Nur die Erinnerung und Berichterstattung darüber wird verringert. Eine Cochrane-Meta-Analyse erbrachte keinen Nutzen als Adjuvans für Opioide bei chronischem Tumorschmerz, nur vermehrte Nebenwirkungen (Bell et al., 2017).

Ketamin in der Rettungsmedizin

Weil es sowohl analgetische als hypnotische Wirkung hat und gewöhnlich keine Blutdrucksenkung und Atemdepression macht, ist Ketamin in der Notfallmedizin verbreitet, jedoch zunehmend zurückhaltender eingesetzt. Allerdings ist wegen der Erhöhung von Blutdruck, Herzfrequenz, Hirn- und Augeninnendruck die Anwendung z. T. kritisch und eingeschränkt, z. B. bei vorbestehender koronarer Herzerkrankung, die meist nicht sicher auszuschließen ist, oder bei kardialem Versagen, das in der Notfallversorgung nicht selten ist. V.a. aber stellt die dissoziative Wirkung ein Problem dar. Dissoziation ist ein häufiges Begleitsymptom von Unfall und Trauma und korreliert eng mit dem Risiko der Entwicklung einer schwer therapiebaren Posttraumatischen Belastungsstörung (PTSD). Ketamin erhöht sowohl diese trauma-bedingte Dissoziation als auch die frühen und späten posttraumatischen Stresssymptome und die PTSD-Inzidenz (Schönenberg et al. 2005; Schönenberg et al. 2008). Bei Patienten mit Verbrennungstrauma erhöhte die Ketamingabe ebenfalls das PTSD-Risiko signifikant (Winter & Irle, 2004). Manche Vorteile von Ketamin wie eine fehlende Atemdepression werden nach Berichten von akutem Atemstillstand und einer Studie, die mehr Atemdepression nach Ketamin als nach Propofol fanden, zurückhaltender beurteilt (Miner et al., 2010).

Ketamin in der Drogenszene

Ketamin wurde entwickelt, um „angel dust" (Phenycyclidin, PCP) zu verbessern und ist als „Substance K", Special K" oder „Vitamin K" seit langem in der Drogenszene verbreitet und bekannt. Eindrucksvolle und erschütternde Beschreibungen finden sich in dem Buch „The Center of the Cyclon" von John Lilly, der eigentlich damit Bewusstseinsforschung betreiben wollte (Lilly 1972). Der aktuelle „European Drug Report 2021" der EMCDDA stellt nicht nur allgemein eine weitere Zunahme von Drogenmissbrauch, Suchterkrankungen und Drogentoten fest, sondern auch speziell für Ketamin, mit jährlich rund 1900 Sicherstellungen von Ketamin in 15 EU-Ländern, die sich auf geschätzte 328 Kilogramm (250–600 kg) und 12 Liter der Droge beliefen. In der Gruppe der „Neuen Psychoaktiven Substanzen" (NPS) macht Ketamin etwa 10% aus und gerade der Missbrauch dissoziativer Drogen ist besonders stark angestiegen. Moderne Ausprägung des Ketaminkonsums sind „near death parties", wegen der induzierten „out-of-body-experiences" und Todesnähe-erfahrungen („K-Hole"), aber auch weiterhin die Verwendung als „k.o.-Tropfen", oft auch mit entsprechendem sexuellen Missbrauch. In einem aktuellen Report „Ketamine: a review of use and harm" hat das „British Advisory Council on the Misuse of Drugs" eine Warnung vor Ketamin ausgesprochen und nach einem Anstieg auf 120000 Suchtkranke pro Jahr (allein in England und Wales) es als illegale Droge der Klasse C eingestuft (wie Cannabis oder Amphetamine). Da in der Folgezeit die Schäden noch höher waren als erwartet, wurde die Klassifizierung 2014 verschärft und die Substanz in Klasse B hochgestuft (Havley, 2014). In einer britischen Studie berichteten 13% der Ketamin-Nutzer, dass sie als direkte Folge des Ketaminrausches in einen Unfall verwickelt waren und 83% von ihnen kannten einen anderen Ketaminkonsumenten, der einen Unfall erlitten hatte. Im Vereinigten Königreich gab es von 1997 bis April 2013 nach amtlicher Statistik 93 Todesfälle in Verbindung mit dem Gebrauch von Ketamin als Rauschmittel (ACMD 2013).

Zahlreiche Studien und Publikationen haben sich mit den Nebenwirkungen im Extremfall, nämlich dem Missbrauch von Ketamin auseinandergesetzt (Heinz, 1999). In einer aktuellen Studie über kognitive Leistungsfähigkeit und psychopathologische Veränderungen bei Ketamin-Konsumenten ergab sich eine deutliche Beeinträchtigung von Gedächtnisleistungen (spacial working memory, episodic memory, pattern recognition memory, source memory task, prose recall, category fluency), sowie ein deutlicher Anstieg an Wahnvorstellungen, dissoziativen und schizophrenietypischen Symptomen (Morgan et al. 2009). Beachtenswerterweise traten auch vermehrt Symptome von Depression (Beck depression inventory) auf. Weitere psychopathologische Beeinträchtigungen in Form von kognitiver Desorganisation, impulsiver Nicht-Konformität und Planungsunsicherheit wurden registriert und insgesamt ein eingeschränktes psychisches Wohlbefinden und breitgefächerte kognitive Defizite festgestellt. Die Gedächtnisstörungen sollen mit der Funktion des NMDR-Rezeptors bei der Erinnerungsbildung zusammenhängen.

Bei Ketamin-Konsumenten ist zusätzlich das Suchtpotenzial zu beachten und Ketamin-bedingte Hirnschäden. In der Kernspintomographie sind neben kortikalen Atrophien frontal, parietal oder occipital diffuse Schädigungen nachweisbar, in denen sich Ketamin von anderen zentralnervös wirksamen Medikamenten unterscheidet (Wang et al. 2013).

Ketamin in der Psychiatrie

In der Psychiatrie-Forschung gilt Ketamin als Modell für Schizophrenie sowohl im Menschen als auch im Tiermodell (Frohlich & van Horn, 2014). Es werden reproduzierbar Schizophrenie-Symptome ausgelöst, deren Behandlung dann untersucht werden kann. Daneben sind Schizophrenie-typische Veränderungen aber auch im EEG und fMRT nachgewiesen (Haaf et al. 2018). Die Störung neuronaler Schaltkreise durch subanästhetische Ketamindosen ist damit inzwischen gut belegt und werden mit den tiefgreifenden Beeinträchtigungen grundlegender Informationsverarbeitung in Zusammenhang gebracht, die heute als zentral für die Krankheit gelten. Akute Ketamin-Anwendungen zeigen dabei Veränderungen, die psychotischen Zuständen ähneln (z. B. erhöhte Basislinien-Gamma-Band-Oszillationen), während die wiederholte Ketamingabe Veränderungen der kortikalen Schaltkreise und neurophysiologische Defizite (z. B. beeinträchtigte ereigniskorrelierte Gamma-Band-Oszillationen) verursacht, die für die kognitiven Beeinträchtigungen bei Schizophrenie verantwortlich sind. Ketamin wirkt an mehreren kortikalen und subkortikalen Stellen sowie an anderen Rezeptoren als dem N-Methyl-D-Aspartat-Rezeptor (Kocsis et al. 2013). Für diese und andere Anwendungen von Ketamin in der Psychiatrie konstatieren Übersichtsarbeiten, dass gerade bei den zahlreichen, z. T. noch unbekannten Wirkmechanismen und der derzeitigen Studienlage das Medikament mit Vorsicht anzuwenden ist, insbesondere weil Spätfolgen noch nicht ausreichend untersucht und bekannt sind (Nowacka & Borczyk, 2019).

Off-Label-Use in der Psychotherapie

Die i.v.-Anwendung von Ketamin hat bisher zur Depressionsbehandlung in Deutschland keine Zulassung. Auch eine Aufnahme in Teil A der Anlage IV der Arzneimittelrichtlinie, mit der auch nicht-zugelassene Medikamente reguliert und etabliert werden können, ist bisher nicht beantragt. Der off-label-use von Medikamenten ist allerdings nicht ungewöhnlich, weil für zahlreiche Anwendungsbereiche oder Patientengruppen (noch) nicht ausreichend Studienergebnisse verfügbar sind. Allerdings gelten dafür besondere Bedingungen und verschärfte Regeln (Göben 2009; Geth 2013; Syed et al. 2021):

- Der „off-label-use“ ist zulässig, wenn keine andere Therapie zur Verfügung steht. Dies ist für die Akutbehandlung der Depression nicht der Fall. Deshalb wird gewöhnlich die Indikation eingeschränkt auf das Therapieversagen zweier medikamentöser Behandlungsversuche.
- Eine Kostenübernahme durch die Krankenkasse ist meist nicht gegeben.
- Die Haftung des Pharmaunternehmens ist eingeschränkt. Es haftet der behandelnde Arzt.
- Im Schadensfall kann es zu einer Beweislastumkehr kommen: nicht der Geschädigte muss nachweisen, dass der Schaden durch die Behandlung verursacht ist, sondern der Behandler muss die nicht-leitliniengerechte Anwendung begründen.
- Die Aufklärung für die Behandlungseinwilligung muss bezüglich bekannter Risiken und Nebenwirkungen besonders sorgfältig und ausführlich erfolgen. Dabei darf der Hinweis nicht fehlen, dass mangels Zulassung unbekannte Nebenwirkungen und schwerstmögliche Verläufe möglich sind. Insbesondere über den off-label-use selbst, die „zulassungsüberschreitende Anwendung“ des Medikaments“, und die daraus folgenden versicherungstechnischen und rechtlichen Konsequenzen ist ausdrücklich aufzuklären. Eine umfassende, schriftliche Niederlegung der Therapieentscheidung durch den behandelnden Arzt wird empfohlen.
- Die ärztlichen Fachgesellschaften empfehlen für einen off-label-use die Anwendung auf Basis gültiger Leitlinien, Empfehlungen, aktuellster Literatur und im Rahmen von Studien. Nur innerhalb von Studien ist der notwendige Erkenntnisgewinn über mögliche Nebenwirkungen und Risi-

ken durch geordnete und systematische Datenerfassung und ein strukturiertes Vorgehen (z. B. externes Audit mit Zwischenevaluation) zu gewährleisten.

- Für eine Zulassung in neuer Indikation ist in entsprechenden Studien nicht so sehr der Wirksamkeitsnachweis, sondern - im Sinne der Patienten - das Sicherheitsprofil von entscheidender Bedeutung (oder sollte es zumindest sein).
- Es wurde eine stark vermehrte Bewerbung von „atypical antipsychotics" durch Pharmafirmen v.a. in den USA verzeichnet und durch die FDA gerügt (McKean & Monasterio 2012)

Nasales Ketamin

Kürzlich wurde nasales Ketamin auch in Deutschland zur „Kurzzeitbehandlung einer Major Depression in Kombination mit einem SSRI oder SNRI" zugelassen, „wenn sie auf zwei unterschiedliche Therapien mit Antidepressiva nicht angesprochen hat". Pharmakologische Zubereitungen wie Fentanyl-Lutscher und -Nasenspray (mit dem synthetischen Opioid) oder Ketamin-Nasenspray bieten keine medizinischen Vorteile, verbessern nicht die Anwendung in ärztlichen Händen, sondern erleichtern ausschließlich die Laien-Anwendung und entsprechenden Missbrauch. FDA-Zulassungen lassen sich in diesem Sinne keinesfalls als vorbildlich ansehen. Die Opioid-Epidemie in den USA mit jährlich mehr Toten als im Straßenverkehr ist dafür ein bestürzendes Beispiel. Zu einem Zeitpunkt, zu dem die Nebenwirkungen und Risiken wiederholter Ketamin-Applikation durch kontrollierte Studien nicht genügend untersucht und damit nicht ausreichend bekannt sind, ist die Anwendung strikt unter ärztlicher Aufsicht vorzunehmen.

Nebenwirkungen bei psychiatrischer Anwendung gegen Depression

Nebenwirkungen sind z. T. auch von der Applikationsform abhängig. Im Gegensatz zur Anwendung für Anästhesie oder im Notfall wird Ketamin bei Depression vor allem wiederholt eingesetzt. Daher ist es sinnvoll und wichtig, sich das Risikoprofil auch speziell bei dieser Indikation anzusehen. In einer aktuellen systematischen Übersicht zu Nebenwirkungen von Ketamin zur Depressionsbehandlung (Short et al. 2018) mit 60 Studien an 899 Patienten, begleitet von einem Editorial (Loo 2018), stellen die Autoren fest:

- Die meisten der aktuellen Studien sind nicht Placebo-kontrolliert oder erfassen Nebenwirkungen gar nicht.
- Die meisten Patienten zeigten akute Nebenwirkungen. Sie beinhalten v. a. Kopfschmerzen, Benommenheit, Dissoziation, Blutdruckanstiege und verschwommene Sicht, Symptome die schnell auftraten und meist, aber nicht immer, bald wieder nachlassen.
- Psychiatrische Symptome wurden in 38% der Untersuchungen beobachtet, am häufigsten Angststörungen, Erregung und Übererregbarkeit, Wahnvorstellungen und abnorme Gedanke, Panikattacken und Apathie, weniger häufig formale Denkstörungen, Psychosen, Emotionslosigkeit, emotionale Abstumpfung, emotionale Instabilität, Amnesie oder übersteigertes Aufmerksamkeitsbedürfnis. Bei verzögertem Auftreten der Symptome wie Verschlimmerung der Depression, Stimmungsabfall, Ängste, Hypomanie, Panikattacken, Suizidgedanken oder -versuch ist die Unterscheidung zum Verlauf der Grunderkrankung schwer. Nur überhaupt zwei der Studien schauten auf eine mögliche Abhängigkeitsentwicklung.
- Psychotomimetische oder dissoziative Veränderungen auch mit Depersonalisierung, Wahrnehmungsstörungen, Sinnestäuschungen, Halluzinationen und gestörte Wirklichkeitswahrnehmung wurden in 72% der Studien gefunden. Kognitive Defizite traten in Form von Gedächtnislückenoder -verlust, Konzentrationsschwäche, Koordinations-störungen, Unruhe, Tremor, unwillkürliche Körperbewegungen und Konfusion auf. Meist war die Überwachung bezüglich dieser Störungen nur auf die Akutphase (4 Std) beschränkt.
- Neurologische Störungen wurden in Form tonischer und klonischer Krampfanfälle, Kopfschmerzen, Schlafstörungen, Antriebsverlust, Katalepsie, Unruhe, Benommenheit, Sedierung, Ohnmacht und Fatigue beobachtet.
- In 38% der Studien wurde über kardiovaskuläre Veränderungen wie Blutdruck- und Pulsanstiege berichtet. Das ist offensichtlich eine viel zu geringe Berichterstattung, denn die Hersteller geben für Ketamin und Esketamin diese Nebenwirkung als „sehr häufig“ (= in mehr als 1 von 10 Behandelnden) an und einen Blutdruckanstieg größer als 20% als „häufig“. Dies kann bei Patienten mit eingeschränkter Koronarreserve, Herzinsuffizienz oder cerebrovaskulärer Beeinträchtigung bereits zu einer akuten Notsituation und permanenter Schädigung führen. Das ist besonders beunruhigend, weil die Autoren in den Studien wenig Hinweise auf eine

sorgfältige Anamnese und Berücksichtigung der Vorerkrankungen fanden.

- Ein breites Spektrum weiterer Nebenwirkungen wurde in 53% der Studien berichtet, mit Übelkeit und Erbrechen, anderen gastrointestinalen Beschwerden, okuläre Probleme wie verschwommene Sicht, und Störungen der Atmung und des Urogenitalsystems, sowie Leberfunktionsstörungen.
- Aus anderen Indikationen mit wiederholter Anwendung, z.B. bei chronischen Schmerzen oder Missbrauch, sind weitere schwerwiegende Risiken bekannt, wie urologische Toxizität mit Urothelschäden, ulzerative Cystitis und Blasen-dysfunktion (Middela & Pearce 2010; Wood 2013). Auch sekundäre Nierenschäden sind beschrieben, ein Fall von Niereninfarkt nach nasaler Ketaminapplikation ist publiziert (Chen et al. 2013). Hepatotoxizität (Bell 2012), Cholestase (Lo et al. 2011), kognitive Defizite und Abhängigkeit sind weitere Risiken (Short et al. 2018).
- Die Autoren diagnostizierten selektive Bias mit stark begrenzter Berücksichtigung der Sicherheit wiederholter Ketaminanwendung. In den meisten Fällen sei die Erfassung von Nebenwirkungen inadäquat. Zum einen werden sie vorwiegend (zu 2/3) ad-hoc aus spontanen Patienten-meldungen erfasst und nicht durch strukturiertes Abfragen, was zu einer erheblichen Unterschätzung führt. Zum anderen wird hauptsächlich auf Akutwirkungen geblickt. Nur in jeder fünften Studie wurde auch auf Langzeitwirkungen geschaut. Kumulative Effekte und Langzeitfolgen der Behandlung sind weitgehend unbekannt, weil nicht untersucht. So kann das Fehleindrucks entstehen, eine Behandlung sei sicher, während ihre Sicherheit einfach bisher nicht bekannt ist.
- Abschließend konstatieren die Autoren: In den bisherigen Studien zur Ketaminanwendung bei Depression wurden die Nebenwirkungen und Risiken nicht adäquat untersucht. Die Sicherheit der wiederholten Ketamingabe, wie sie zunehmend in der Praxis eingesetzt wird, ist daher unklar.

Auch eine andere systematische Übersicht (über 36 Placebo-kontrollierte Studien mit 725 Patienten) fand für razemisches wie s-Ketamin signifikante psychopathologische Veränderung in hoher Effektstärke sowohl für alle, für positive (Abweichungen von der Norm) als auch für negative (Beeinträchtigungen) Symptome, schizophrenie-typisch oder psychotomimetisch (Beck et al. 2020). Eine Reihe weiterer Übersichtsarbeiten sieht die Datenlage zur

Sicherheit von intravenösem oder nasalem Ketamin zur Depressionsbehandlung kritisch und als bisher weit ungenügend (Molero et al. 2018; Pérez-Esparza et al. 2019).

Psychotherapie und/oder Psychopharmakologie

Natürlich kann die Durchbrechung von eingefahrenen und pathologischen Mustern eine Chance für eine Neuorganisation und -ordnung bieten. Im Falle der Dissoziation als einer möglichen Komponente eines solchen Prozesses stehen in der Hypnotherapie eine lange Erfahrung, Ausbildung und bewährte Techniken zur Verfügung, während eine Dissoziation ausgelöst durch ein Trauma oder ein Medikament primär ungeordnet abläuft, häufig auch negativ (Negativ-Trance). Auch wenn es unbenommen so ist, dass eine positive Ausgangslage und eine psychotherapeutische Begleitung Nebenwirkungen und Komplikationen verringern können, so ist doch die Vorstellung, dass man eine Trauma- oder Ketamin-induzierte Dissoziation, d.h. die Unterbrechung der Zusammenarbeit bestimmter Hirnareale, psychotherapeutisch in sichere Bahnen lenken kann, und zwar sicher und immer, trügerisch und muss erst noch verifiziert werden.

Ist eine medikamentöse Unterstützung psychotherapeutischer Arbeit notwendig? Auch andere Medikamente können psychotherapeutische Behandlungen eigentlich unterstützen. Wirkt Alkohol nicht beruhigend, macht gesprächiger, baut Hemmungen ab und hat dissoziierende, bewusstseinsverändernde und anxiolytische Wirkung? Sedativa wie Midazolam der Propofol erhöhen nachweislich die Suggestibilität und können zusammen mit Hypnose, z. B. bei der „Hypnosedation“, eingesetzt werden. Das hypnotherapeutische Arbeiten mit unbeeinträchtigten Patienten verläuft allerdings ungleich effektiver, v.a. weil die aktive Mitarbeit des Patienten ermöglicht und gefördert wird. Industriegeförderte medikamentöse und technische Hilfsmittel, wie etwa die virtual-reality-gestützte Hypnoseinduktion, kann man dem entsprechend durchaus kritisch sehen, weil sie den wichtigsten Wirkmechanismus von Psychotherapie, nämlich dem persönlichen Kontakt und der Therapeutischen Beziehung Bedeutung nimmt oder sogar schwächt.

An der derzeitigen Wiederentdeckung bewusstseinserweiternder Drogen für medizinische, v. a. psychiatrische Behandlungen ist die Pharmaindustrie stark beteiligt. Dabei ist zu berücksichtigen, dass es ungleich kostengünstiger ist, ein neues Anwendungsgebiet für ein vorhandenes Medikament zu erschließen, als ein neues zu entwickeln. Gerade bei der Entwicklung von Antidepressiva mit großem Aufwand und Kosten blieb der medizinische Erfolg begrenzt und der Wirkungsnachweis gegenüber Placebo bis heute umstritten (Kirsch et al 2008; Jakobsen et al. 2020). Bei dieser eingeschränkten bis fraglichen Wirksamkeit ist es umso unverständlicher, wenn die Indikation für die Ketaminanwendung „nach Therapieversagen zweier medikamentöser Behandlungsversuche“ gestellt wird, statt primär auf Psychotherapie zu setzen. Eine Bankrotterklärung der Möglichkeiten von Psychotherapie, speziell Hypnotherapie inklusive geführter Dissoziation erscheint jedenfalls verfrüht (Fuhr et al. 2017; Haipt et al. 2022). Das bereits verfügbare Ketamin erspart Entwicklungskosten, erfordert gleichwohl Studien für eine Zulassung in dieser psychiatrischen Indikation. Entscheidend sind dabei aber nicht Studien zur Wirksamkeit, sondern zur Sicherheit, die wesentlich höhere Fallzahlen benötigen. So kann die Wirksamkeit eines Impfstoffes, z. B. gegen Covid, leicht an 100 Patienten gezeigt (als signifikant nachgewiesen) werden, während für die Untersuchung möglicher Nebenwirkungen und damit für die Zulassung (ohne die Abklärung von Spätfolgen) mindestens 30 000 notwendig sind. Nicht so sehr eine Unterstützung kleinerer Studien zur Wirksamkeit ist daher angezeigt, sondern große Studien mit strukturierter, systematischer und aktiver Erfassung von Nebenwirkungen und Risiken.

Eine Reihe unterschiedlicher Mechanismen wird für die Wirkung von Ketamin bei Depression diskutiert (Molero et al., 2018). Solange der pharmakologische Ansatzpunkt nicht klar bekannt ist, kann auch keine spezifische Weiterentwicklung von wirksamen Medikamenten mit weniger Nebenwirkungen erfolgen. Ist es der NMDA-Rezeptor, könnten effektivere Rezeptorantagonisten gestaltet werden, die z. B. nicht wie Ketamin mit Opiatrezeptoren reagieren, was für die Suchterzeugung verantwortlich gemacht wird. Der Pharmaindustrie scheint derzeit mehr an der Ausweitung der Indikationen für Ketamin zu liegen als an einer pharmakologischen Weiterentwicklung zur Erhöhung der Sicherheit.

Eine Indikationsbegründung „Da haben wir gute Erfahrungen gemacht“ für eine Angebotserweiterung „Das können wir auch anbieten.“ und ein Sicherheitshinweis „Wir haben keine Nebenwirkungen gesehen, (haben auch nicht danach geschaut).“ sind heute auch für (Ketamin-)erfahrene Anästhesisten nicht mehr zeitgemäß. Von Nöten sind Anwendungen in ausreichend großen Studien insbesondere mit Fokus auf Nebenwirkungen und Spätschäden. Das dürfen Patienten bei medikamentöser Behandlung heute erwarten. Bei einer pharmakologischen Risiko- und Sicherheitsbeurteilung geht es nicht primär um Inzidenzen und „sichere Dosisbereiche“, sondern um alle, gerade „im schlimmsten Falle“ mögliche Nebenwirkungen, ganz besonders solche, die aus bekannten Wirkmechanismen des Medikaments ableitbar sind.

Große Bedeutung kommt der Aufklärung der Patienten vor der Einwilligung zu. Sie richtet sich nicht nach heutiger Rechtsauffassung (Patientenrechtegesetz und aktuelle Rechtsprechung) nicht nach der Wahrscheinlichkeit der Neben-wirkungen, sondern nach der Bedeutung für das Leben des individuellen Patienten. Auch seltene und selbst nur denkbare Risiken (durch die Wirkweise mögliche) sind anzusprechen. Die Aufklärung muss den Hinweis auf den off-label-use des Medikaments enthalten und, was das bedeutet.

Fazit

1) Die Verwendung von Ketamin sollte in Zusammenarbeit mit einem Anästhesisten stattfinden.
2) Für Ketamin sind zahlreiche und auch schwerwiegende Nebenwirkungen bekannt.
3) Aus den Studien zu Ketamin-Anwendung bei Depression ergibt sich, dass die Nebenwirkungen und Risiken bisherigen nicht adäquat untersucht sind und die Sicherheit daher unklar ist.
4) Es ist sehr anzuraten, die Anwendung im Rahmen von Studien durchzuführen, um entsprechende Erkenntnisse zu erhalten und dabei eine adäquate Risikoerfassung zu gewährleisten.
5) Die Aufklärung des Patienten muss den Hinweis auf den off-label-use enthalten und sich nach der individuellen Bedeutung bestimmter Nebenwirkungen für das Leben des Patienten richten, unabhängig von den bekannten Inzidenzen.
6) Die meisten Komplikationen bei Medikamentengabe – auch bei Ketamin – sind nicht auf Überdosierungen zurückzuführen, sondern passieren unter empfohlenen Dosierungen. Auch die dokumentierten und veröffentlichten Nebenwirkungen sind typischerweise unter regelrechter Dosierung aufgetreten. Die Vorstellung einer "sicheren" Anwendung in einem „sicheren" Dosisbereich ist trügerisch und gefährlich.
7) Das Nebenwirkungsrisiko wird auch durch das Setting, die Ausgangssituation und vorbestehende Anfälligkeiten des Patienten beeinflusst, so dass einer guten Vorbereitung und Begleitung der Patienten große Bedeutung zukommt. Insofern ist eine Ketamingabe im Rahmen einer psychotherapeutischen Behandlung unbedingt einer bloßen Gabe als Antidepressivum vorzuziehen.

Dieser Buchbeitrag wendet sich nicht gegen Ketamin. Ganz im Gegenteil will er durch Aufruf zu Vorsicht und zu vermehrtem Fokus auf mögliche Risiken die Anwendung in diesem wichtigen und vielversprechenden Ansatz fördern und sichern. In diesem Sinne ist es sinnvoll und geplant, ein Netzwerk der Anwender einzurichten, um den Austausch von Erfahrungen über die Verwendung von Ketamin in der Depressionsbehandlung zu fördern, insbesondere auch bezüglich Nebenwirkungen.

LITERATUR

Advisory Council on the Misuse of Drugs. Ketamine: A Review of Use and Harm. Großbritannien): Ketamine: a review of use and harm. ACMD, UK, Bericht für den Innenminister und den Gesundheitsminister, London, 10. Dezember 2013

Beck K, Hindley G, Borgan F, Ginestet C, McCutcheon R, Brugger S, Driesen N, Ranganathan M, D'Souza DC, Taylor M, Krystal JH, Howes OD. Association of ketamine with psychiatric symptoms and implications for its therapeutic use and for understanding schizophrenia: A systematic review and meta-analysis. JAMA Netw Open. 2020 May 1;3(5): e204693. doi: 10.1001/jamanetworkopen.2020. 4693.

Bell RF, Eccleston C, Kalso EA. Ketamine as an adjuvant to opioids for cancer pain. Cochrane Database Syst Rev. 2017 Jun 28;6(6):CD003351. doi: 10.1002/14651858.CD003351.pub3.

Bell RF. Ketamine for chronic noncancer pain: concerns regarding toxicity. Curr Opin Support Palliat Care. 2012 Jun;6(2):183-7. doi: 10.1097/SPC.0b013e3283 52812c.

Chen JL, Cha TL, Wu ST, Tang SH, Tsao CW, Meng E. Renal infarction secondary to ketamine abuse. Am J Emerg Med. 2013; 31: 1153 e3–5. doi: 10.1016/j.ajem. 2013.02.036.

Frohlich J, Van Horn JD. Reviewing the ketamine model for schizophrenia. J Psychopharmacol. 2014 Apr;28(4):287-302. doi: 10.1177/0269881113512909.

Fuhr K, Schweizer C, Meisner C, Batra A. Efficacy of hypnotherapy compared to cognitive-behavioural therapy for mild-to-moderate depression: study protocol of a randomised-controlled rater-blind trial (WIKI-D). BMJ Open. 2017 Dec 1;7(11): e016978. doi: 10.1136/ bmjopen-2017-016978.

Geth C. Off-label-use von Arzneimitteln und strafrechtliche Produkthaftung: Abgrenzung der Verantwortung von Produzenten, Ärzten und Patienten. Recht 2013; 3:122-134.

Göben, J. (2009). Der „Off-Label-Use" von Fertigarzneimitteln: Offene Fragen an der Schnittstelle von Standard, Humanität und Wirtschaftlichkeitsgebot. In: Medizin und Haftung. Springer, Berlin, Heidelberg. https://doi.org/10.1007/978-3-642-00612-8_12.

Haaf M, Leicht G, Curic S, Mulert C. Glutamatergic deficits in schizophrenia - Biomarkers and pharmacological interventions within the ketamine model. Curr Pharm Biotechnol. 2018;19(4):293-307. doi: 10.2174/13892010196661806201 12528.

Haipt A, Rosenbaum D, Fuhr K, Giese M, Batra A, Ehlis AC. The effects of hypnotherapy compared to cognitive behavioral therapy in depression: a NIRS-study using an emotional gait paradigm. Eur Arch Psychiatry Clin Neurosci. 2022 Jun;272(4):729-739. doi: 10.1007/s00406-021-01348-7.

Hayley D. Party drug ketamine to be upgraded to Class B. In: The Daily Telegraph, 12. Februar 2014

Heinz TW. Mißbrauch von Ketamin: Neue Modesubstanz der Szene. Dtsch Arztebl 1999; 96(43): A-2724 / B-2319 / C-1997

Jakobsen JC, Gluud C, Kirsch I. Should antidepressants be used for major depressive disorder? BMJ Evid Based Med. 2020 Aug;25(4):130. doi: 10.1136/bmjebm-2019-111238.

Kirsch I, Deacon BJ, Huedo-Medina TB, Scoboria A, Moore TJ, Johnson BT. Initial severity and antidepressant benefits: a meta-analysis of data submitted to the Food and Drug Administration. PLoS Med. 2008 Feb;5(2):e45. doi: 10.1371/journal.pmed.0050045.

Kocsis B, Brown RE, McCarley RW, Hajos M. Impact of ketamine on neuronal network dynamics: translational modeling of schizophrenia-relevant deficits. CNS Neurosci Ther. 2013 Jun;19(6):437-47. doi: 10.1111/cns.12081.

Lilly J. Center of the cyclone: An autobiography of inner space. Julian Press, USA, 1972. ISBN 0553078143.

Lo RS, Krishnamoorthy R, Freeman JG, Austin AS. Cholestasis and biliary dilatation associated with chronic ketamine abuse: a case series. Singapore Med J. 2011 Mar;52(3): e52-5.

Loo C. Can we confidently use ketamine as a clinical treatment for depression? Lancet Psychiatry. 2018 Jan;5(1):11-12. doi: 10.1016/S2215-0366(17)30480-7.

Marland S, Ellerton J, Andolfatto G, Strapazzon G, Thomassen O, Brandner B, Weatherall A, Paal P. Ketamine: use in anesthesia. CNS Neurosci Ther. 2013 Jun;19(6):381-9. doi: 10.1111/cns.12072.

Mashour GA, Ben Abdallah A, Pryor KO, El-Gabalawy R, Vlisides PE, Jacobsohn E, Lenze E, Maybrier HR, Veselis RA, Avidan MS; PODCAST Research Group. Intraoperative ketamine for prevention of depressive symptoms after major surgery in older adults: an international, multicentre, double-blind, randomised clinical trial. Br J Anaesth. 2018 Nov;121(5):1075-1083. doi: 10.1016/j.bja.2018.03.030.

McKean A, Monasterio E. Off-label use of atypical antipsychotics: cause for concern? CNS Drugs. 2012 May 1;26(5):383-90. doi: 10.2165/11632030-00000 0000-00000.

Middela S, Pearce I. Ketamine induced vesicopathy: a literature review. Int J Clin Pract. 2010; 65: 27-30. doi: 10.1111/j.1742-1241.2010.02502.x.

Miner JR, Gray RO, Bahr J, Patel R, McGill JW. Randomized clinical trial of propofol versus ketamine for procedural sedation in the emergency department. Acad Emerg Med. 2010 Jun;17(6):604-11. doi: 10.1111/j.1553-2712.2010.00776.x.

Molero P, Ramos-Quiroga JA, Martin-Santos R, Calvo-Sánchez E, Gutiérrez-Rojas L, Meana JJ. Antidepressant Efficacy and Tolerability of Ketamine and Esketamine: A Critical Review. CNS Drugs. 2018 May;32(5):411-420. doi: 10.1007/s40263-018-0519-3.

Morgan CJ, Muetzelfeldt L, Curran HV. Ketamine use, cognition and psychological well-being: a comparison of frequent, infrequent and ex-users with polydrug and non-using controls. Addiction. 2009 Jan;104(1):77-87. doi: 10.1111/j.1360-0443.2008.02394.x.

Nowacka A, Borczyk M. Ketamine applications beyond anesthesia - A literature review. Eur J Pharmacol. 2019 Oct 5;860:172547. doi: 10.1016/j.ejphar.2019. 172547.

Pang L, Cui M, Dai W, Kong J, Chen H, Wu S. Can Intraoperative Low-Dose *R,S*-Ketamine Prevent Depressive Symptoms After Surgery? The First Meta-Analysis of Clinical Trials. Front Pharmacol. 2020 Oct 19;11:586104. doi: 10.3389/fphar.2020.586104.

Pérez-Esparza R, Kobayashi-Romero LF, García-Mendoza AM, Lamas-Aguilar RM, Fonseca-Perezamador A. Promises and concerns regarding the use of ketamine and esketamine in the treatment of depression. Acta Psychiatr Scand. 2019 Aug;140(2):182-183. doi: 10.1111/acps.13063.

Schönenberg M, Reichwald U, Domes G, Badke A, Hautzinger M. Effects of peritraumatic ketamine medication on early and sustained posttraumatic stress symptoms in moderately injured accident victims. Psychopharmacology (Berl). 2005 Nov;182(3):420-5. doi: 10.1007/s00213-005-0094-4.

Schönenberg M, Reichwald U, Domes G, Badke A, Hautzinger M. Ketamine aggravates symptoms of acute stress disorder in a naturalistic sample of accident victims. J Psychopharmacol. 2008 Jul;22(5):493-7. doi: 10.1177/026988110708 2481.

Short B, Fong J, Galvez V, Shelker W, Loo CK. Side-effects associated with ketamine use in depression: a systematic review. Lancet Psychiatry. 2018 Jan;5(1):65-78. doi: 10.1016/S2215-0366(17)30272-9.

Syed SA, Dixson BA, Constantino E, Regan J. The Law and Practice of Off-Label Prescribing and Physician Promotion. J Am Acad Psychiatry Law. 2021 Mar;49(1):53-59. doi: 10.29158/JAAPL.200049-20.

Vlisides P, Avidan M. Recent Advances in Preventing and Managing Postoperative Delirium. F1000Res. 2019 May 1;8:F1000 Faculty Rev-607. doi: 10.12688/f1000research.16780.1.

Wang C, Zheng D, Xu J, Lam W, Yew DT. Brain damages in ketamine addicts as revealed by magnetic resonance imaging. Front Neuroanat. 2013 Jul 17;7:23. doi: 10.3389/fnana.2013.00023.

Winter H, Irle E. Hippocampal volume in adult burn patients with and without posttraumatic stress disorder. Am J Psychiatry. 2004 Dec;161(12):2194-200. doi: 10.1176/appi.ajp.161.12.2194.

Wood D. Ketamine and damage to the urinary tract. Addiction. 2013; 108(8):1515-6. doi: 10.1111/add.12228.

Über die Herausgeber:innen und Autor:innen

Dirk Revenstorf, Prof. em. Dr., Dipl.-Psych.; Professor für klinische Psychologie an der Universität Tübingen, Psychotherapeut. 1984–1996 Präsident der Milton Erickson Gesellschaft für klinische Hypnose. Autor von 16 Büchern und mehr als 180 Artikeln. Erhielt den Pierre Janet Award of Clinical Excellence der International Society of Hypnosis und den Milton-Erickson-Preis.

Matthias Ohler, M. A.; Studium der Philosophie, Literaturwissenschaft; Linguistik, Ev. Theologie und Mittleren und Neueren Geschichte; Systemischer Berater, Musiker; Geschäftsleiter des Carl-Auer Verlages; Geschäftsführer der Auer & Ohler GmbH Heidelberger Kongressbuchhandlung; Leiter der Carl-Auer Akademie im Carl-Auer Verlag; Dozent und Ausbilder in eigenen Weiterbildungsreihen und an Hochschulen, Kliniken sowie Weiterbildungsinstituten. Mitbegründer des Ludwig-Wittgenstein-Instituts.

Frauke Nees, Dipl.-Psychologin, Klinische Hypnose und Hypnotherapie (DGH), Personzentrierte Psychotherapie (GwG, HPG), Psychodynamisch Imaginative Traumatherapie (PITT nach Reddemann), „TraumaticStress Studies“ bei Bessel van der Kolk in Boston, IFS (Internal Family System, level 3), Ketamine Assisted Therapy (Polarisinsight, San Francisco, HealingRealms Center in San Francisco, KetaminTraining Center Phil Wolfson), Bindungsbasierte Therapie BBT und SAFE®-Mentorin (Brisch), Somatic Embodiment & Regulation Strategies (Linda Thai), Deep Brain Reorienting (Frank Corrigan), Certified Practitioner Angewandte Improvisation (AIN Applied Improvisation Network). Autorin und Dozentin.

Bernhard Trenkle, Dipl.-Psych., Dipl.-Wi.-Ing.; Psychologischer Psychotherapeut und Coach mit eigener Praxis in Rottweil; 1984–2003 Vorstandsmitglied der Milton Erickson Gesellschaft für Klinische Hypnose (M. E. G.); Gründungsherausgeber des M.E.G.a.Phon (1984–1998); 1986 Gründer des Milton Erickson Instituts Rottweil; Past President der International Society of Hypnosis (ISH), Mitglied des Direktoriums der Milton Erickson Foundation, Phoenix, USA.

Sophie-Charlotte Alice Adler, MSc, ist Psychologin, Hypnosetherapeutin und Autorin. Sie ist spezialisiert auf die Arbeit mit veränderten Bewusstseinszuständen und betreut Klient:innen aus der ganzen Welt mit Ketamininfusions-Therapien. 2018 hat sie das „Ketamin Hypnose Paket“ (KHP) auf den Weg gebracht und dieses zur „Ketamin-assistierten Hypnotherapie“ (KAH) weiterentwickelt. Gemeinsam mit Prof. Dr. Dirk Revenstorf bietet sie ein KAH-Ausbildungsprogramm sowie Supervision für Ärzt:innen, Psycholog:innen und Therapeut:innen an. Sie berät Kliniken bei der optimalen Umsetzung der Ketamintherapie. Ihr Buch „Veränderte Bewusstseinszustände – Neue Wege in der Psychotherapie? Das Potenzial der psychoaktiven Substanz Psilocybin“ ist im Carl-Auer Verlag erschienen. (www.sophiecharlotteadler.com)

Viviane Ehret studierte Psychologie an der Universität Tübingen. Sie bildete sich in Systemischer und Hypno-Therapie fort und erlernte am Milton-Erickson-Institut in Rottweil die Grundlagen der Ego-State-Therapie. Ein Interessens-Schwerpunkt: Entwicklung eines hypnotherapeutisch begleitenden Behandlungskonzeptes für Endometriose und die Behandlung chronischer Schmerzen. Ausbildung und Tätigkeit als Yogalehrerin.

Kaltrina Gashi, BSc studierte Psychologie an der Eberhard Karls Universität in Tübingen und wurde für ihre Bachelorarbeit im Jahr 2019 mit dem Nachwuchsförderpreis der Milton Erickson Gesellschaft ausgezeichnet. Zurzeit studiert sie Humanmedizin in Homburg an der Universität des Saarlandes, wo sie auch als wissenschaftliche Hilfskraft im Universitätsklinikum tätig ist. Als Praktikantin lernte sie in Rottweil die Grundlagen der Hypnotherapie und ihre Anwendung in der Familien-, Kinder- und Jugendpsychotherapie kennen.

Veronika Gold, MA, LMFT, Co-founder and CEO of Polaris Insight Center; works as a therapist, trainer and supervisor for Ketamine- and MDMA-assisted therapy. She earned her MA degree in Clinical Psychology from the Charles University in Prague, and her MA degree in Integral Counseling from California Institute of Integral Studies. She is a Somatic Experiencing Practitioner, Organic Intelligence Expert, Realization Process Teacher and EMDR Certified Therapist, Approved Consultant and training facilitator. Since 2016 she has worked as a sub-investigator and co-therapist on Phase 2 and Phase 3 MAPS-sponsored clinical trials for MDMA-assisted therapy for treatment of PTSD.

Philipp Grimm, BSC, ist BEYOND EXPERIENCE Facilitator und hat einen Bachelor-Abschluss in Psychologie. Nach einer Ausbildung in Rogerianischer Gesprächspsychotherapie macht er nun seinen Master in Psychologie mit dem Schwerpunkt Klinische Psychologie und Psychotherapie. Zusätzlich macht er eine Ausbildung in Transpersonaler Psychologie und ist einer der ersten Teilnehmer in der Weiterbildung in augmentierter Psychotherapie der MIND Foundation.

Ernil Hansen, Prof. Dr. med, Dr. rer. nat., nach Biochemie (MPI, Martinsried) Anästhesist am Universitätsklinikum München und Regensburg. Seit 2014 Abteilung Psychosomatik (für Studenten-Pflichtunterricht in Kommunikation und Hypnose). Wissenschaftlicher Beirat der MEG. Studien und Veröffentlichungen zu Kommunikation mit ängstlichen Patienten, Nocebo-Effekten und Negativsuggestionen, verträglicher medizinischer Aufklärung, Messbarkeit von Suggestionswirkungen und Trancetiefe, Wach bei Hirnoperationen, Suggestionen unter Narkose.

Mark P. Jensen, Professor und Vizedirektor für Forschung der Abteilung für Rehabilitationsmedizin am Medical Center der Universität Washington. Autor bzw. Koautor von über 250 Artikeln und Buchbeiträgen, Mitherausgeber der Fachzeitschriften „Pain“, „Journal of Pain“ sowie „Archives of Physical Medicine and Rehabilitation“. Präsident der International Society of Hypnosis (ISH). Forschungsprogramme zur Entwicklung von Interventionen und Copingstrategien bei Schmerzerkrankungen sowie zur Konzeption und Evaluation von Schmerzskalen und -Messinstrumenten.

Andrea Jungaberle, Dr. med., ist Mitbegründerin und ehemaliges Vorstandsmitglied der MIND Foundation (2016–2021). Sie arbeitet außerdem als ärztliche Leiterin der OVID-Kliniken. Sie ist Fachärztin für Anästhesie und Notfallmedizin und befindet sich in der Ausbildung für kognitive Verhaltenspsychotherapie. Sie ist nach wie vor als medizinische und ethische Beraterin des MIND-Vorstands tätig sowie als Mitglied des Lehrkörpers von APT (postgraduale Weiterbildung für psychedelische Therapeut:innen) und als Mitglied des Lehrkörpers von BEYOND EXPERIENCE (dem psychedelischen Integrationsprogramm der MIND Foundation).

Nancy L. Morgan, MS, PhD, is a Level 3 trained Certified IFS Therapist, Consultant and trainer. She is a licensed clinical psychologist in private practice in the San Francisco Bay Area and is a Licensed Professional Counselor in Oregon. She has worked for over twenty-five years with adults impacted by the effects of adverse childhood experiences.

Sergio Pérez-Rosal, M.D., ist als Arzt bei OVID Health Systems tätig und medizinischer und Training-Beirat zum MIND-Vorstand. Er ist Beyond Experience Facilitator und zertifizierter Neuromeditation Instructor. Er ist klinischer Facharzt für Anästhesie und Notfallmedizin und derzeit in Ausbildung in kognitiver Verhaltenspsychologie. Während seiner klinischen Tätigkeit in Hamburg lehrte er regelmäßig als Gastdozent an der Asklepios Medical School und dem Universitätsklinikum Eppendorf.

Patrycja Radecka, MSc, PgDip, Somatic Therapist, Mindfulness Teacher, Neuroscientist, Psychedelic Therapist; Focus: Individuals, Couples, Business Professionals, Group work, Psychedelic Integration and Preparation

Mario Scheib, Dr. med., neben seiner Tätigkeit als Hausarzt und Notarzt berufsbegleitende Weiterbildungen in Psychotherapie, Hypnose und Psychoanalyse. Durchführung von Fortbildungs- und Forschungsprojekten zur transkulturellen Psychosomatik und Psychotherapiegeschichte in Sri Lanka und Südamerika. Seit 1995 Fort- und Weiterbildungsinstitut für Ärzte auf Mallorca. Seit 2002 Privatklinik für Psychotherapie, Psychosomatik und Suchtmedizin auf Mallorca. Seit 2020 zusätzlich Praxen in München und Berlin. Seit 2015 Einsatz von Ketamin im Rahmen eines multimodalen Therapiemodells mit intensiver Psychotherapie, Hypnose und Hirnstimulationsverfahren.

Harvey Schwartz, PhD, is a licensed psychologist and Co-founder of Polaris Insight Cent who specializes in treating complex PTSD, dissociative disorders, as well as patients with spiritual and therapy-related trauma. He has undergone advanced Ketamine-Assisted Therapy training through the Ketamine Training Center and the MAPS MDMA-Assisted Therapy Training Program and is currently a Sub-Investigator and Co-therapist, a supervisor and a trainer on the MAPS MDMA-Assisted Therapy Clinical Trials. In his clinical work and consultation, he synthesizes relational psychodynamic, archetypal, existential, and mindfulness perspectives. He has worked on advancing the theory and practice of integration in psychedelic therapies.

Harvey is the training director and a lead trainer in the Polaris Insight Training Program.

Eric Sienknecht, Psy.D., is a licensed Clinical Psychologist and Co-founder of Polaris Insight Center, a ketamine-assisted psychotherapy clinic in San Francisco. He received his B.A. in Philosophy and World Religions from Georgetown University in 2000 and his Psy.D. in Clinical Psychology from California Institute of Integral Studies in 2011. He has undergone training in psychedelic psychotherapy with the Multidisciplinary Association of Psychedelic Studies (MAPS) and serves as Sub-investigator and Study Therapist on the Phase 3 MDMA-assisted psychotherapy clinical trials for treatment of PTSD. His areas of expertise include treatment of depression, chronic pain, trauma, and integration of psychedelic experiences.

Fritz B. Simon, Dr. med., Professor für Führung und Organisation am Institut für Familienunternehmen der Universität Witten/Herdecke; Systemischer Organisationsberater, Psychiater, Psychoanalytiker und systemischer Familientherapeut; Mitbegründer der Simon Weber Friends Systemische Organisationsberatung GmbH. Autor bzw. Herausgeber von ca. 300 wissenschaftlichen Fachartikeln und 35 Büchern, die in 15 Sprachen übersetzt sind.